日本人医師がアメリカで体験した
コロナ禍の緊急リポート

医療現場は地獄の戦場だった!

ブリガム・アンド・ウィメンズ病院
救急部指導医
大内 啓［著］

聞き手　ノンフィクションライター
井上理津子

ビジネス社

まえがき

私は、米マサチューセッツ州のボストンにあるハーバード・メディカル・スクール（ハーバード大学医学大学院＝通称ハーバード大学医学部）の助教授で、終末期医療をテーマに研究をしている。「ホームホスピタル」の患者も担当し、また、医学部生を受け持つ指導医でもある。

大阪で生まれ育ったが、12歳だった1991年に親の仕事の都合で渡米し、以降はアメリカで教育を受けて医師になった。全米で毎年23人のみが選ばれる内科と救急科の混合研修をニューヨークの病院で終え、両方の専門医資格を所持している。ハーバード・メディカル・スクール系列の15医療機関の一つ、ブリガム・アンド・ウィメンズ病院の救急部のシフトに月8回程度入ってもいたが、そんな私が、他のドクターともども、「研究は一切ストップし、100パーセント臨床に入れ。これまでの倍、働け」と、大学から指令を受けたのは、2020年3月初旬だった。

以降、新型コロナウイルス感染症（COVID－19）の罹患者《りかんしゃ》たちが大量に搬送されてくるブリガム・アンド・ウィメンズ病院の救急部が、私の〝主戦場〟となった。

ブリガム・アンド・ウィメンズ病院の救急救命室（ER＝Emergency Room）は規模が大きい。

日本の規模とはかなり違って、処置室が60室あり、ひっきりなしに到着する救急患者のすべてを受け入れる。5月下旬までの2カ月のピークは、毎日が〝戦争〟だった。生きた心地がしなかった。感染拡大のピークを過ぎた6月以降も、すべての救急患者にコロナ感染の可能性が常につきまとうなかで働いている。

本書では、そうしたERで、命懸けでコロナ患者の手当に当たったリアルを振り返って記してみたい。その背景を理解してもらうために、私が歩いてきた道やアメリカの医療制度等についても記したいと思う。

不名誉なことに、アメリカは感染者、死亡者とも世界一になってしまった。マサチューセッツ州一つで、日本全体より遥かに多い。

11月3日現在、マサチューセッツ州の感染者数は、1月からの累計15万9707人。死者は1万13人。日本の状況とはずいぶん違うと思う。地理的条件も、国民性も、食文化も、住環境も、衛生観念も、社会保険制度も違う。しかし、言うまでもなく、感染症に国境はなく、新型コロナウイルスは一国だけの問題ではない。ワクチンや治療薬が開発され、完全に収束するまで、まだまだ時間がかかるだろう。

アメリカのコロナ禍についての情報は日本でさまざまに報道されてきているが、救急現場からのナマの報告はほとんど見当たらないので、私が書けば、他山の石の石くずくらいにはなるかもしれない。「新しい生活様式」をもって暮らしていかなければならないときが来ているなか、日本の人たちにもう少しはコロナへの危機感を持ってもらうのに役立つかもしれない。そう思ったのが執筆動機だ。

なお本書は私の叔母にあたるライターの井上理津子氏が電話やズームを活用して取材をしてくれ、文章にまとめてくれた。本書は二人の共同作業による賜物である。

大内 啓

第1章 コロナ最前線の真っただ中へ

第2章

「死」の周辺

第3章 こうしてアメリカで医師になった

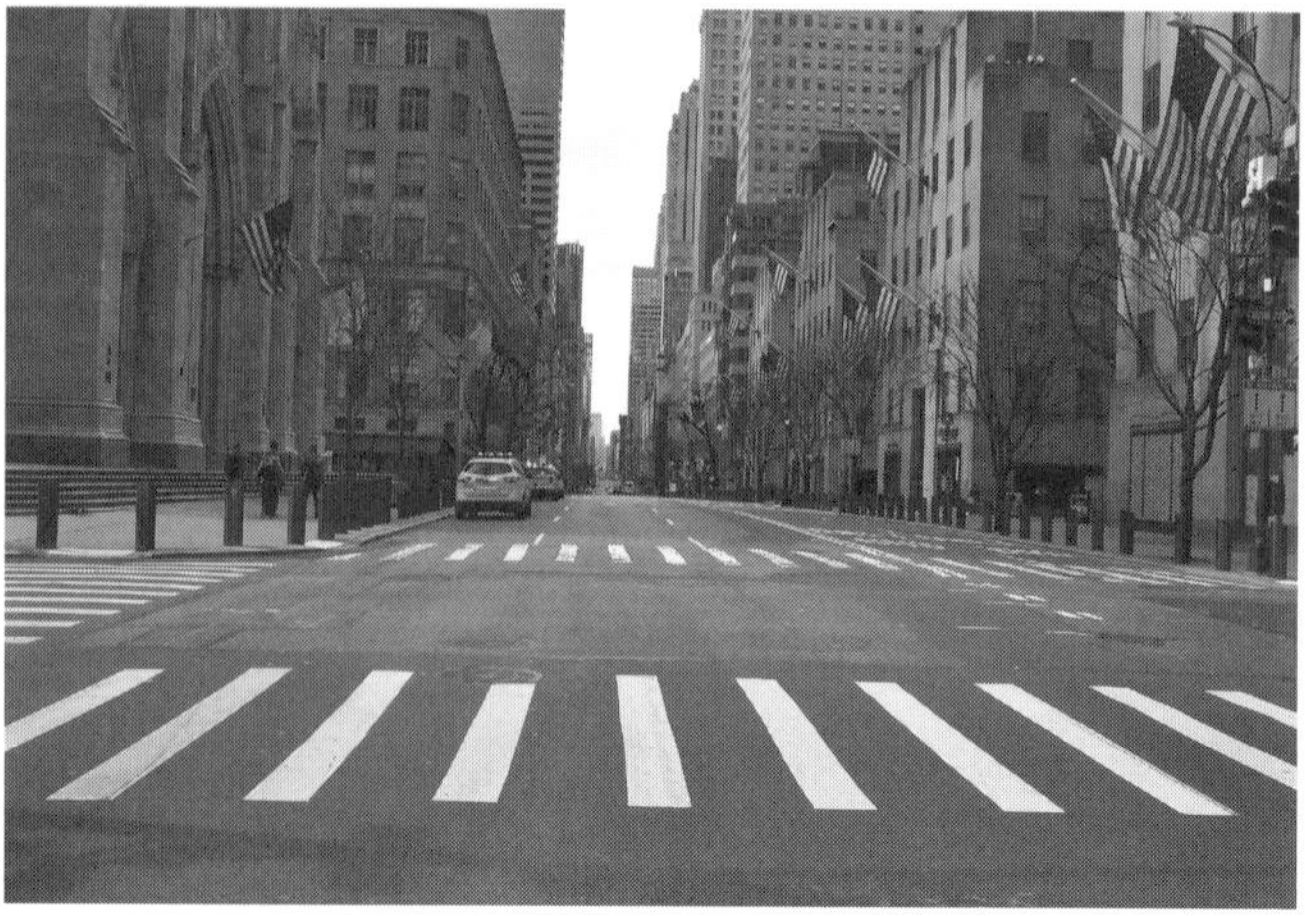

アメリカ最大の被害を受けたニューヨークでは人が消えた

第1章

コロナ最前線の真っただ中へ

天国から、いきなり地獄へ

「研究は一切ストップし、100パーセント臨床に入れ、これまでの倍、働け」

3月上旬、大学からそう指令が届いたとき、正直なところ、「勘弁してくれよ」と思った。私自身、感染リスクを大きく背負うことになるじゃないか。感染したくない。死にたくない。妻も子も両親もいる私がこの世から消えるわけにはいかない。一意専心《いちいせんしん》している研究を絶対に途上で終わりにさせたくない。何もかも恐怖そのものだ。

2020年の今年は、帝京大学から招待を受け、夏から6カ月間、バイタルトーク（医療現場でのコミュニケーション・トレーニング）を教えに行く予定だったが、それどころじゃなくなる。

去年、エボラ出血熱の患者が何人もアフリカから送られてきて、防護服で武装して診察したことを思い出した。

ハーバード大学は、アイビーリーグの一つで、イギリス植民地時代の1636年に創立されたアメリカ最古の大学だ。メディカル・スクールはボストン市内のロングウッド医療地区にある。13階にある研究室の窓から、5、6棟の病院建物が見え、その向こうに私の家もある近郊の緑深い地も望める。見慣れた、そんな景色に目をやり、ふと頭によぎったのは、「天国から地獄へ」という言葉だった。

なぜなら、その少し前に、ある意味私は「天国」を経験していたからだ。昨年末から1月半ばまでの3週間、私は高級ツアーの専属医としてアフリカに行っていた。どれほど高級なのかというと、ツアー代が一人12万ドル（約1200万円）である。280人乗りのボーイング757を50人乗りに改造したプライベートジェット機を利用し、宿泊も超高級ホテルばかり、という具合だ。

アメリカではこういった、とてつもない大金持ちのみが参加するツアーが時折催行され、ハーバード大学の救急医を同行させる。今回、私がその役回りだった。ツアー客は20人。とてつもない大金持ちはどんな人たちだろうと少し身構えたが、素晴らしい人ばかりだった。

薬をぎっしり詰め込んだ大きなスーツケース2個を持参した。熱が出た、お腹が痛い、ケガをしたなど、急病人対応はいくぶんあったものの、十分に旅を楽しめた。

回ったのは、ギリシア・アテネを振り出しに、ルワンダ、南アフリカ、ナミビア、ボツアナ、ザンビア、マダガスカル、ケニア。学生時代に滞在したことのある南アフリカ以外は、私にとって初めての国ばかり。大自然の中のゴージャスなホテルに泊まり、象が木の葉を食べている真横でビールを飲んだり、歩いてゴリラに会いに行ったり、感動の連続だった。

もう一つある。アフリカから帰国した後、2月中旬に、ここボストンから北西に約360キロ、車で3時間余りのバーモント山のスキー場に行った。やはり医師として来てほしいと請《こ》われたからだ。これには家族を伴《ともな》って行き、ゴンドラ乗り場の横の贅沢《ぜいたく》なロッジで1週間過ごした。ケガ人、病人らの手当てはしたが、私自身も家族と一緒にスキーを楽しめた。青空、太陽、キラキラと輝く白いゲレンデ。妻や子どもたちの笑顔。瞼《まぶた》に浮かぶのは、アフリカ旅行と同様に、「天国」のような光景に他ならない。

アメリカ国内初の新型コロナウイルス感染者が、西海岸最北のワシントン州シアトル近郊で確認されたのが1月21日だ。患者は30代の男性で、中国・武漢市から帰国した人だった。その9日後の1月30日に、WHO（世界保健機関）が「国際的な緊急事態」と宣言した。すでにその頃、50カ国以上で8万5000人以上の感染が確認され、3000人近くが死亡していた。

アメリカ国内では、シアトル近郊の感染者に続き、イリノイ州、カリフォルニア州、アリゾナ州で感染者が確認されていたが、トランプ大統領は「新型コロナウイルスのアメリカ人への感染リスクは非常に低い。この国はあらゆる状況についても備えている。パニックに陥《おちい》る理由は何もない」などと困った発言をしていたことを覚えている。

ウイルスは当初、中国からの旅行者により西海岸に広まり、政府は1月31日に、中国に滞在した外国人の入国禁止を発表したが、その後はヨーロッパから東海岸にどんどん流入し続けた。ヨーロッパからアメリカに入国した渡航者は2月だけで180万人以上いた。

私の住むマサチューセッツ州では、2月1日にマサチューセッツ大学ボストン校の中国帰りの学生に感染が確認されたのが最初で、まだその頃は「主にアジアの話でしょう」的に、対岸の火事のような認識だった。しかし、全米の大都市で感染が爆発的に広がるのと連動し、2月下旬にはもう危機感が半端なく高まった。

2月末、ボストン市内で製薬会社の会議が開かれ、イタリアから参加した人に陽性者がいた。その会議が大規模クラスターとなり、感染者が急増したからだ。いっきに自粛ムードが広がった。個人的なことを書くと、私の子どもたちが通う小学校もすぐさま休校となり、教育関係機関で働く妻はテレワークとなった後、少ししてオフィスが閉鎖された。私の皮膚感覚でも、アメリカ全土で新型コロナウイルスの感染が猛スピードで拡大していくとたやすく想像でき、それはもう時間の問題だと思えた。

思い返せば、私がアフリカから帰国した1月中旬、風邪《かぜ》やインフルエンザの救急患者が多かった。「この冬、やけに酸素が低めの人が多いのはなぜだろう」と、同僚と話した覚えがある。診察し、「お大事に」と帰していたが、あの人たちの中にコロナ陽性者が含まれていた可能性は多分にある。

そして、スキー場から戻ると、3月に由々《ゆゆ》しき事態が襲ってきていたのだ。

天国の次に、お前は地獄に行くのさ――。そんな、くぐもった男の声がどこかから聞こえたような気がして、私は大きく頭《かぶり》をふった。どんなポジションにあっても最善を尽くし、病《や》んだ人々のためになる働きをするのが医師の務めだ。私のミッションだと、自分に言いきかせたのだ。

コロナ最前線に身を置かなければならないことになった、と妻に言ったとき、彼女は「分かった。（コロナに）かかるときはかかる。だけど、かからないときはかからないから、できることをするだけだよ」と、泰然と返した。カリフォルニアに住む父は「大丈夫でしょう」と鷹揚《おうよう》な励ましをくれ、大阪に住む母は心配を露《あら》わにし、「（亡くなった）おじいちゃん、おばあちゃんが守ってくれるように、毎日仏壇を拝むわ」と言い、事実そのようにした。

全コロナ患者受け入れ体制が始動！

ご承知のとおり、アメリカ合衆国は連邦国家だ。日本の旧厚生省に当たる政府機関は、HHS（アメリカ合衆国保健福祉省）で、その11の部局の一つにCDC（アメリカ疾病管理予防センター）がある。もっとも、国家を構成する50の州が、連邦と主権を共有しながらも独立した主体で、行政も権力分立がなされている。

そのようなシステムの中で、日本の保健所に該当する、地域の感染者に対応する州の公的機関はない。そのため、緊急時の対応は病院に委《ゆだ》ねられた。

ここボストンは、都市圏人口約462万人。大学など教育機関が120近くある「教育のメッカ」であるとともに、大学と連携した大規模医療機関の多い「医療のメッカ」でもある。

3月上旬、マサチューセッツ州の11の主たる病院がいっせいに「手術中止・延期」とアナウンスした。言い換えれば、事実上「コロナ以外の病気は一切診《み》ません。コロナ専用病院になります」という宣言だ。こんなアナウンスは、アメリカの病院制度の長い歴史上、初めてである。

私の働くブリガム・アンド・ウィメンズ病院もその一つで、このアナウンスに先立って、私たちは「研究はストップし、100パーセント臨床に入れ」と命じられたのだ。

すでにその頃、ニューヨークの病院の待合室でバタバタと人が倒れ、入院ベッドが不足して大変なことになりつつあった。1日に500人、600人という数の死者が出たりして、遺体が安置場からあふれ、冷凍トラックに保管される事態になる直前のことだ。ボストンがニューヨークと同じ轍《てつ》を踏んではいけないという、病院の勇断だった。

ブリガム・アンド・ウィメンズ病院は、793床の総合病院だ。当然、入院患者が大勢いたが、その人たちに「ただちに出て行ってください」と退院を要請し、術後すぐであったり、瀕死《ひんし》の状態であったりする以外の全患者を退院させた。コロナ感染患者にベッドを空《あ》け、集中治療に備えるためだ。

「今後、新型コロナウイルス感染患者が病院内に入ってくるため、あなたが入院を続ければ、感染する可能性が高い。ましてや疾患《しっかん》で免疫力の落ちているあなたは、命を落とす可能性がきわめて高くなります」という説明に、「それでもかまわない。自分は断固として入院を続ける」と主張するのが賢くないと、入院患者の誰もが理解したのは当然だ。

こうして、ブリガム・アンド・ウィメンズ病院の看板ともなっている婦人科をはじめ、内科、外科、脳外科、耳鼻科、泌尿器科など11の科で、救急以外のすべての外来の受付（通常時、すべて予約が必要）も止められた。救急と集中治療以外を専門とする医師は、救急から送られる患者を担当するために、各科とも少人数が待機するほか、オンライン診療に当たるか、救急と集中治療の医師のヘルプ（防護服着脱のチェック係、医療器具やパソコンなどの消毒係など）に入るか、自宅待機するか、となった。

すぐさま病院の屋外に医療用テントが張られ、その中でPCR検査が行われ始めた。日本のPCR検査のキットがどこで作られていたのか知らないが、ブリガム・アンド・ウィメンズ病院で使用するキットはブリガム・アンド・ウィメンズ病院で作ったものだ。インフルエンザの検査キットなどの応用で作ることができるとはいえ、完成までのスピードが早かったことに、わが病院は優秀だと私は改めて驚いたものだ。

ただし、当初、検査を希望する人すべてが受けられたわけではなかった。中国やヨーロッパからの帰国者に限られたが、それでもPCR検査にやって来る人たちは列をなした。

その当時、検査の結果は多くの場合、翌日に判明した。陽性が判明した人たちに、電話でこう指示された。

「自宅の一室に閉じこもり、少なくとも2週間は外に出てはいけない。人に会うのもダメ。トイレは自分専用のものを利用すること。頻繁に手を洗うこと。マスクを着用すること。ベッドからトイレまで歩けなくなるほど息苦しくなったら、病院に来てください」

日本では、第一波に襲われたとき、陽性と判明したほとんどの人が、軽症であっても入院、もしくはホテルに収容されたと聞く。素晴らしい方法だ。アメリカには、公衆衛生的なリーダーシップが足りなかったのかもしれないと思う。「自宅に閉じこもれ」と言われても、6人で一室に住んでいるような貧しい家なら、家族にうつしてしまう。「自分専用のトイレ」を確保できない環境に住む人も大勢いることに、思いを馳《は》せることができない人たちがルールを作ったのだろうと、がっかりした。

しかし、だからと言って、ブリガム・アンド・ウィメンズ病院の方針、すなわちおそらく全米で行われた軽症者を自宅に帰らせる方針が間違いだったわけではなく、この国においては、この方法がベストだったのだと思う。第4章に後述するが、医療制度も、それに対する考え方も、医療保険のあり方も、日米でずいぶん異なるうえ、感染者数が桁違《けたちが》いだからだ。

もっとも、ボストンには、4月10日にボストン・コンベンション・アンド・エキシビションセンターを利用して、陽性になったホームレスの人と、コロナの回復期にある一般の人たち1000人を収容する「ボストン・ホープ」が設けられた。その人たちに、屋根付き・ベッド付きのその建物から動かないでもらおうとする施設だ。これは、日本の軽症者のホテル隔離に少し似ていると思う。

マサチューセッツ州に「非常事態宣言」が出た3月10日(日本時間3月11日)時点のアメリカの感染者647人、死者25人。日本の感染者554人、死者0だった。

ところが、その1カ月後の4月10日時点では、アメリカの感染者45万6828人、死者1万6478人となった。同時点の日本の感染者5347人、死者88人。すでに比較の対象ではなくなっている。感染拡大の波の大きさがこんなにも異なる。仮にアメリカで軽症患者をも病院等に収容したならば、緊急に治療を要する他疾患の重症患者、瀕死の状態の患者ばかりか、コロナの重症患者のベッドを圧迫し、パニックになること必至だっただろうと思う。

蛇足ながら、ボストンは大学など教育機関と医療機関が多いだけでなく、テクノロジー企業や電子商取引企業、バイオテクノロジー企業なども多く、世界中から研究者やビジネスマンが集まる町だ。

救急車5台が同時到着

私は、もともとブリガム・アンド・ウィメンズ病院の救急部のシフトに月8回程度入っていたが、3月初旬から14回入ることになった。1回のシフトが2日間をまたぐこともあるので、14日ではない。また、シフト以外の時間には、リモート会議もある。担当する学生の指導もリモートで行わなければならなかったし、在宅医療の提供先との頻繁なやりともあった。

あるとき、日本のマスコミが、「今日、ERで何人の患者を診たか」と質問してきた。私は「分からない」と答えた。なぜなら、アメリカのERでは、常に同時進行で複数の患者を診るからだ。平均すると、同時進行4、5人だろうか。10人以上を並行して担当することも珍しくない。9時間のシフトで、平均すると合計25人くらいだと思うが、その日の患者数を正確にカウントするより救急医が優先すべきは、とにもかくにも目の前の急患を救うことだ。

アメリカには、「ERは、いつ何時《なんどき》も救急車の受け入れにすべて応じる」旨の法律が存在する。かつては日本のように、「今、空きがありません」などと救急車の受け入れを断わることもできたが、その結果、今の日本のようにいわゆる「たらい回し」が起き、救える命も救えないという事態に陥ったからだ。

それを改善するため、1989年、ブッシュ政権のときに、それまでの制度がいわゆる「ER型救急」に変わった。これは、「あらゆる救急疾患を診断し、初期医療を施《ほどこ》すことを目的」とする救急体制のことで、日本では「北米型救急」と言われるそうだ。

3次救急の重症患者のみを診る日本の「救急救命センター」と異なり、1次から3次まで救急患者を分別せず、かかりつけ医からの紹介患者も、直接、病院に搬送されてきた患者もすべて、24時間体制で受け入れる。超重症患者の処置をしている隣りのERで、ちょっとした傷の縫合など軽症患者の処置をするといったこともしょっちゅうある。私たちアメリカの救急医は、同時並行で幾人もの救急患者を診る訓練を積んでいる。

想像してほしい。ブリガム・アンド・ウィメンズ病院に、しょっちゅう救急車5台が、同時に到着する光景を。

救急隊は、急病人やケガ人を迎えに行った場所から最も近い病院に「今から搬送します」

と電話をかける。病院サイドは、いついかなるときも「了解」と返事する。

ブリガム・アンド・ウィメンズ病院のERには、処置室が60室ある。救急部に、私のような指導医が65人（ただし、そのうち25〜30人が、海外の医療体制を作るために毎年4〜6カ月は海外に滞在するので、病院臨床の場にいるのは約50人）、研修医が60人、フィジシャン・アシスタント（医師の監督のもとに、医師が行う医療行為の約8割をカバーできる有資格者）が65人、看護師が約200人、ペイシェントケア・アシスタント（バイタル〔生命の兆候〕を計る、トイレに付き添う、ベッドで患者の体勢を動かす、採血などができる看護師のアシスタント＝以下、頭文字をとってPCA）が約20人いて、シフトを組んでいる。

急患の多い時間帯、少ない時間帯、そのときの状況によってまちまちだが、指導医10人がそれぞれ4、5室を同時担当する。指導医一人につき、研修医2人とフィジシャン・アシスタント、看護師、PCAおのおの1人が付く。そんなふうにイメージしてもらったらいい。

1日の救急患者数は、通常時190人〜220人、コロナ緊急体制後のピーク時（3月下旬〜4月下旬）はおよそ170人だった。病院でコロナに感染するリスクから、軽症にしろ重症にしろ、普段なら普通に来ていた救急患者が来るのを控えるようになったからだ。

その間、数だけ見ると減ったが、率直に言ってやっかいなケースが激増した。さらに私たちは、やっかいな防護服を着用し、すべての患者が保菌者かもしれないと警戒して診なければならず、緊張度が半端なく上がった。それまでとは比較できようもない。

むろん、通常通り、交通事故等での大けがや脳梗塞《のうこうそく》、普通の肺炎あるいは腹痛など緊急度の高い人も運び込まれる。それらの急患が新型コロナウイルスに感染していないという保証はどこにもない。

酸素マスク

コロナ感染の可能性がある人が息も絶え絶えで、ストレッチャーに横たわり、ガラガラと音を立ててＥＲに運び込まれてくる。何も処置をしなければ息が止まるのは時間の問題という人も、少なくない。処置は一刻を争う。コロナ感染者であろうがなかろうが、息絶え絶えの患者が息をできるようにすることが先決だ。

救急隊員から患者を引き渡され、処置室のベッドに移すと、すぐさま、研修医、ＰＣＡ、看護師らスタッフが皆で協力して、患者の服を脱がせにかかる。脱がせながら、私は患者

の顔に近づき、

「ハローハロー。私はドクター・ケイ・オオウチです」

「あなたにお会いできてうれしいです。あなたの名前は？」

と大きな声で呼びかける。息ができているか、意識があるかのチェックだ。名前まで言えなくても、「あー」とでも声が出たら喉《のど》は大丈夫だと分かる。聞こえていなくても、体が動くと生存が確認できる。なかには、ひどい酔っ払いや、薬を飲みすぎてただ眠いだけの人、血糖値が低すぎるだけの人もいる（体を動かさず、呼吸が認められない人には、首の頸動脈に指先を当てて息が止まっていることを確認すると、心臓マッサージに移る）。

「オッケー。じゃあナースは採血、ＰＣＡはバイタルをとって」

などと口に出して指示を出し、「でき次第、教えて」。

私は聴診器を患者の胸に当て、肺にどの程度空気が送られているかを診る。

同時に看護師が、患者の片方の腕から採血する。血が流れているかどうか瀬戸際の静脈に注射針を入れなくてはならないので、これにはかなりの熟練の看護師の技術が必要だ。

ＰＣＡが患者のもう片方側からバイタルをとる。バイタルを日本語に訳すと「生命の兆候」である。具体的には、血圧、体温、動脈血酸素飽和度（以下、酸素飽和度）、次に血糖値を計ることだ。

血圧は上腕式血圧計で、体温は口か皮膚または可能なら肛門から計る。酸素飽和度は、パルスオキシメーター（指の先をはさんで装着する計測器具）、血糖値はフィンガー・スティック（微量採血用穿刺《せんし》器具＝皮膚に刺す小さな針のような器具）を用いて計る。

正常なバイタルは、心拍数60〜100（／1分）、血圧120〜170、体温38度以下、呼吸数12〜16（／1分）、酸素飽和度98パーセント以上だ。これにあてはまらないと異常である。さらに、心拍数130以上（／1分）、呼吸数30以上（／1分）、酸素飽和度96パーセント未満が、中等症以上を示す一般的な値だ。患者のそれらの数値はすぐさま壁際のモニターに映し出されるが、同時に私は、

「ドクター、酸素60パーセントです」

などというPCAの声を聞くことも珍しくない。

「了解。酸素マスク準備を」

患者が運ばれてきてから、そこまで2分以内だと思う。

もしも酸素飽和度60パーセントの人にいきなり気管挿管しようとしたら、施術の最中にまちがいなく心臓が止まってしまう。そのため、先に酸素マスクを装着させて、挿管する

時間中に耐えうる値まで酸素飽和度を上げなければならない。

息苦しくて救急車で運ばれてきた人には、救急隊員によって5段階あるうちの1〜4の酸素マスクが装着されているが、それは酸素ボンベの使用のため、圧を高く送り込める処置室の壁からの酸素供給にすぐに切り替える。

知っている人も多いと思うが、呼吸に不可欠な酸素が、空気中に含まれる割合は約21パーセントにすぎない。空気中に最も多いのがチッ素で、約78パーセント。そのほか二酸化炭素、アルゴンと呼ばれるガスなど、空気はいろいろな気体の集まりだから、空気よりも高濃度の酸素を患者に吸入させるのが酸素マスクだ。

吸入によって上げる酸素飽和度の目標は95パーセント以上。肺炎などの呼吸器疾患の人なら、酸素マスクの装着で、だいたいは90パーセント以上に上げることができる。非常にうまくいき、100パーセントに達する場合もある。

コロナの疑いが濃い患者でも、酸素マスクの装着によって、酸素飽和度が劇的に上がる人もいることはいる。酸素マスクの中で最も強力に酸素を送ることができるのは、米フィリップス・レスピロニクス社製バイパックという最強のものを使う方法だ。

扇風機の前に立ち、扇風機からの風を一身に受けるイメージといえばいいだろうか。バイパックは、マシン（人工呼吸器）から供給した酸素を、鼻と口から一気に入れ、肺の中へ通す。これを用いると、酸素飽和度が80パーセント台から一気に92パーセントくらいまで上がるケースがある。その場合、その後の経過も問題なければ、酸素マスク装着の状態で一般病棟へ送り、入院となる（ただし、コロナ患者の場合、このバイパックで酸素を吸入した患者が息を吐くときに、周辺にウイルスを撒《ま》き散らす可能性が強く、医師やスタッフが危険だと分かってきたため、ブリガム・アンド・ウィメンズ病院では3月下旬、医師に使用禁止が要請された）。

パンデミック初期の頃、コロナ感染の可能性のある患者に酸素マスクを装着して、

「この患者は、なぜ酸素飽和度が上がらないのか」

と、何度頭を抱えたことだろう。酸素濃度ダイヤルを最大に設定して酸素を注入しても、バイパックを使用しても、90パーセントに満たないケースが多すぎた。それどころか、

「はい、ドクター。今、85パーセントです」

と、PCAが言った次の瞬間に、

「ドクター。今、80パーセントです」

と、たたみかけられることもままあった。

どうにも酸素飽和度が上がらないどころか、落ちていくのだ。そのままでは死を待つだ

けになる。

気管挿管開始

次に私がただちにすべき処置は気管挿管――つまり、口から咽喉《いんこう》を経由して、25センチほどの「気管内チューブ」を肺まで挿入することだ。口の中にも喉にも空気があるため、酸素マスクで肺まで届く酸素はその空気と混ざって、4割ほどに薄まる。しかし、マシーンと肺を直接につなぐと、空気と混ざって薄まることなく10割の酸素を肺へ直接に入れることができる。

意識レベル、呼吸数、基礎体力、年齢、既往症、喫煙歴など、その人その人の状況によって異なるので、酸素飽和度何パーセントを境に挿管するとは、明確に言えない。私たち救急医が総合判断する。おおむねの目安は85～80パーセント以下だろうか。

この判断は大変難しく、一人ひとりにどれほど差があるのかというと、たとえば私がもしも88パーセントなら気を失うが、ずっと喫煙してきた人は肺が劣化していることに脳が慣れているため、88パーセントでも大丈夫だったりする。

91パーセント以上でも、呼吸がとても苦しそうで「ひーひー」状態の人に挿管すると判断することもあれば、87パーセントでも心臓の手術歴があるなど、その状態に慣れている場合は挿管せずに酸素マスクを続け、様子をみることもある。

ただし、85パーセント以下で挿管しなかったことはほとんどない。すべて、救急医の学識とこれまでの経験値に基づいての判断だ。細菌性肺炎、ARDS（急性呼吸窮迫症候群）、敗血症、心筋障害、不整脈、急性肝障害、血栓塞栓症《けっせんそくせんしょう》、胃・十二指腸潰瘍などの疾患が隠れていて、併発する危険があることにも大いに留意しなければならない。ものすごいプレッシャーだ。

90パーセント以下の人への挿管は、すごく怖い。素早く一回で挿管に成功しなければならないからだ。薬で呼吸を止める――筋肉が動けない状態にするので、成功しなければ患者は確実に死ぬ。3月、初めて88パーセントの人に挿管したとき、本当に怖かった。その患者は、酸素マスクで88パーセントにしか上がらなかった。そのままにしておくと、数秒で60パーセントに落ち、死を待つだけになると判断を下した。88パーセントでの挿管をしたのだ。

こうした場合に挿管が不成功となり、患者が死亡した場合、医師の失敗だと思われるかもしれないが、まったくそうではない。たとえ世界一の挿管の腕を持つ医師が行っても、患者の状況によって成功しないことはある。救急医が1回目の挿管で成功する率は、全米で97パーセントだ。100例に3例は、医療の支配を超える不測の事態が発生する。最善を尽くしても失われてしまう命はある。不成功は不可抗力なのである。

ちなみに、このたびの緊急事態中、ブリガム・アンド・ウィメンズ病院は、「どの患者にも、研修医には挿管させない。挿管を担当していいのは、その場にいる一番腕の良いドクターだけ」と決めた。研修医のなかには「契約と違う。挿管させてほしい」と訴える者もいたが、やがてみな理解を示した。それほど難しく、失敗が許されない処置だった。

「オッケー、今から挿管する」

私がスタッフたちに告げると、看護師らが準備にかかる。

必要器具は気管チューブ、ビデオ付き喉頭鏡《こうとうきょう》（喉の奥を照らす懐中電灯のような器具の先にビデオが付いているもの）、スタイレット（気管チューブ内に通す金属製またはプラスチック製の器具。柔らかいチューブの中に入れることにより、先端を肺に刺すことができる）、カフ用シリンジ（カフ＝気管チューブ先端部分に付いている風船状のもの。膨《ふく》らませることにより、気道とチューブの隙間《すきま》を減らし、換気量を確保して誤嚥《ごえん》を予防する。シリンジ＝円筒形の筒）など。

喉頭鏡の明るさや電池残量を確認、カフ用シリンジを接続し、気管チューブに破損がないことも確認、スタイレットを気管チューブに通すなど、看護師らは山ほどある確認を迅速にこなす。さらに、ベッドを水平にして、位置や高さを調整。患者の頭と首の下に枕を置き、咽喉軸と喉頭軸が直線になるようポジショニングする。これもとても重要なことで、このポジショニングができないと、挿管が困難になる。

本来なら、その前に、患者に「挿管すること」への了解をとる。挿管は全身麻酔で行い、挿管すると、回復するまで意識がなくなる。コロナ以外での挿管は、回復して抜管し、元の状態に戻れて、「よかった」というケースが多い（ただし、アメリカで挿管される65歳以上の健康な高齢者の約3分の1は、挿管後10日以内に死に至るという統計がある）が、コロナの場合は回復せず、意識が戻らないまま死亡に至るケースがあとを絶たない。ニューヨークでコロナ死者のピーク時、挿管後の死亡率は8割以上だったと聞いている。

「挿管すると、生きて戻れないケースが少なくないので、これが『お別れ』の時になる可能性もあります」との旨を本人に（および、コロナ禍以外の場合は家族にも）告げて了解を得なければいけないわけで、第2章に後述するが、これには非常にナーバスなコミュニケーション、難題が立ちはだかっている。

準備が進められるのと並行して、私は、筋肉を弛緩《しかん》させる麻酔の注射を患者に打つ。なぜ、麻酔医が担当しないのかというと、理由は二つある。

一つは、麻酔医は通常の手術前の患者、すなわち体を動かさずに横たわる患者に対しての麻酔のプロで、常に咳き込んでいて、そのために体が動く患者への麻酔の経験が少ないからだ。

もう一つは、コロナ感染の可能性の高い患者との接触リスクを、病院スタッフ中に増やすべきでないという病院の方針からである。

挿管に進むのは、ほぼ全員がコロナ感染患者だと考えられる。筋肉が弛緩し、麻酔が効くまでの間、至近距離にいること自体、感染リスクが非常に高い。さらに、挿管時に口の中を覗き込むときには、患者からの飛沫を必ず浴びかねない。感染リスクが最も高い行いが挿管といって間違いない。感染リスクを大きく背負うのは救急医一人と看護師一人のみ。それ以上は挿管時のERに入室させるなと、上層部から指令が出された。逆に言うと、つまり「救急医と看護師が、一手に感染リスクを背負うように」ということで、心中複雑だが仕方ない。

注射を打つ。はい、筋肉が弛緩しました。麻酔が効きました。患者は息をしていません。

口を開け、喉頭鏡を入れます。気道が見えます。モニターもよく見えます。挿管します。はい、チューブが肺まで入りました。成功しました――。挿管がそんなふうにスムーズに運ぶことはごくごく稀《まれ》だ。

まず、左手に喉頭鏡のハンドル部分を持ち、ブレード（曲がった金属部分）を口の中に挿入させ、下顎《したあご》および舌を押し上げ、咽頭壁を露出させるのだが、人によって口の大きさが違う。舌の大きさも違う。顎の形、首の長さも異なる。喉頭鏡を正しい位置に定めたくとも、喉頭蓋《がい》が咽頭後壁にかかっていることがあり、そこでピンク色の粘膜に入ってしまったり、溜まっている分泌液の中で見失ったりもする。なんとしても、ブレードを正しい位置に置かなければ、喉頭後部の構造、声門《せいもん》、声帯が見えないのである。

少なくとも喉頭後部が見え、チューブの先端が披裂間切痕《ひれつかんせっこん》と後部の軟骨を越えるのを確認できた後に、喉頭に通して気管に挿入しなければならない。それでもチューブの通過が難しければ、チューブを時計回りに90度回すなどの方法を瞬時にとる。

ましてや、外傷がある人で、口の中に水道栓をひねったような血が流れていることも、嘔吐《おうと》物が口の中のみならず喉、肺にまで溜まっていることもあり、そのような場合は血や嘔吐物を先に吸い出さないと気管が見えず、チューブも入らない。喉頭鏡の先端に付いているビデオが映し出すのは血の海または嘔吐物ばかりということもある。100例に3例は、どれほどの凄腕《すごうで》の医師が行っても成功しないと前述したのは、主にこうしたケースだ。もたもたしておれない。とりわけコロナ患者の場合、挿管を1回で——それも2、3分の短時間に成功させないと、酸素飽和度が落ちてしまう。私は、かつてニューヨーク市内の夥《おびただ》しい数の救急患者を診る病院で5年間研修したが、その5年間を合わせても、これほどの切迫感は初めてだ。初回に成功せず、2度目、3度目となるにつれ、成功率は下がる。つまり、時間切れとなることが免《まぬが》れないのだ。

あるマスコミ取材で、「挿管時は祈るような気持ちか」と問われたが、その質問はまったくずれている。余分なこと、非科学的なことを頭によぎらせる時間など、あろうはずもない。気管チューブを深く挿入しすぎると、片側挿管の恐れがある。逆に、浅すぎると、事故抜管やカフによる声帯損傷の恐れがある。ひたすら集中して一気に的確に行わなければならない。瞬時に経験値を総結集させなければいけないわけであるが、ヒヤリとすることは何度もあった。

気管挿管後、スタイレットを抜き、シリンジを用いてカフを空気で膨らませる。チューブの位置が正しいことを、視診や、胸部4カ所および胃部の計5カ所の聴診、二酸化炭素の検出量、食道挿管探知機、胸部X線検査などで確認。患者のさまざまな状況を鑑《かんが》みて、カフへの注入空気量を調整する。換気量が多すぎると、肺障害が起こるため、換気量を抑えるために鎮静剤や筋弛緩剤も使用する。このように、酸素吸入濃度、換気回数、PEEP（呼気終末陽圧）などの設定が非常に細かく、私が指示出しをし、看護師らスタッフが必ず一人は患者に張り付く。挿管後の患者の容態が安定するまで、少なくとも1時間はかかる。

処置後、カルテはパソコンでぎっしり書く。一人につき、A4用紙換算2枚分以上になる。患者に何が起こり、どう処置をしたのか。カルテの情報が、その後のその患者の治療、扱いに不可避なため、細かく記さなければならないのだ。

カルテを書き終えると、当然、次の患者を診なければならない。次の患者を診ている途中に、挿管した患者に張り付いている看護師から、

「酸素が落ちました」

「血圧が下がりました」

などと緊急呼び出しがかかることもよくあり、挿管した患者の処置室にばたばたと戻る。

「挿管して、人工呼吸器を付ける」と一言で言っても、これほど大変なのである。ピーク

時、1日に4人にも5人にも挿管する日々が続いた。容態が安定し、ICUに運ばれていく患者に「この先、回復してくれ」と願うばかりだ。

なお、酸素マスクの段階で、「この患者は、なぜ酸素飽和度が上がらないのか」と頭を抱えたと書いたが、気管挿管の段階でも同じだ。

インフルエンザ、気管支喘息《ぜんそく》、肺結核、自然気胸、肺炎など、酸素を取り入れる必要度の高いコロナ以外のどの疾患の場合よりも、コロナ患者は、酸素マスクや気管挿管をどんなに的確に装着しても酸素飽和度が上がりにくい。それがコロナ患者の特徴だと、やがて分かってきた。

「挿管拒否」

日本ではICUも救急医が担当するという。救急で担当した患者がICUに運ばれてから後も、引き続き看《み》ることはやり甲斐がある。そう捉《とら》えられているようだ。一理あると思うが、アメリカでは考えられない。異なる高い専門性が必要と考えられているからだ。事実、気管挿管後の患者の容態にかかわるスキルは、集中治療専門医だけが持っている。人工呼吸器をいかに調整し、自発呼吸を促《うなが》すか。どのタイミングで抜管するか。あるいは場合によっては「最後の切り札」と言われるエクモ（体外式膜型人工肺＝重篤《じゅうとく》な患者に、人の肺の代わりに人工的に作られた人工肺を用いて、血管の中に直接酸素を入れるもの）を装着するかを判断し、行う。わがブリガム・アンド・ウィメンズ病院のＩＣＵには、集中治療専門の認定医をはじめとするスタッフが、救急部とほぼ同数いる。

そのため、私が救急部で気管挿管し、ＩＣＵに送った患者に会いに行くことはない。しかし、病院内の患者データのすべてをコンピュータで共有しているので、気になる患者のその後の容態を確認することはよくある。

一例を記そう。

4月のある日、150キロはありそうな白人の男性が運び込まれてきた。息絶え絶えで、満足に名前も言えない状態だったが、所持していた免許証から、彼の名前、年齢（55歳）、住所などの情報を得た。それらの情報を系列病院全体のデータバンクに打ち込むと、ヒットした。過去に系列病院にかかっていたことがあったからだ。いわゆる個人情報——パートナーがいて、現役で働いていることも分かった。

彼は、酸素飽和度が80パーセントを切っていた。酸素マスクを装着しても90パーセント

に達しなかった。つまり、気管挿管しなければ命をつなげない状態だった。ところが、

「挿管は絶対にいやだ」

と、切れ切れの声を私に向けた。ひと呼吸さえままならず、「ハッハッハッハッ」と喘《あえ》ぎながら、である。

「挿管されるくらいなら死んだほうがマシだ。死にたい」

とまで言った。

彼はパートナーもいて、現役で仕事をしているわけである。私は医師として、そんな55歳の人を死なせるわけにはいかない。こういうとき、コロナ以外ならパートナーに説得を求めるが、コロナで病院の中はスタッフと患者以外の立ち入り厳禁である。病院が感染源になるという最悪の事態を絶対に避けねばならないから、当然だ。このとき、男性のパートナーにも連絡がつかなかった。私は彼の顔を真正面から見て、こう言った。

「挿管によって助かる可能性は十分あるんですよ」

彼は返事をしない。その代わりに、私をじっと睨《にら》んだ。「助かる見込みは何パーセントだ。気休めで言っているんだろ」。そんな目だ。

「挿管して助かる見込みが何パーセントとは断言できないが、低くはない」

「救急医10年の私の経験では、3分の2以上が助かる。抜管後、1カ月ほどリハビリで、車も運転し普通に仕事に行き、普通の幸せな日常に戻れる。3分の2以上の確率って、素晴らしくないか」

「あなたが90歳の老人なら、挿管しないという選択肢もあるだろう。でも、あなたは55歳だ。助かる見込みがある以上、あなたは挿管すべきだと思う」

私がそんなふうに話す間、返事ができる呼吸状態でない彼は、喘ぎながらずっと私を睨んでいた。

一触即発だったのではないか。実は恐怖を感じざるをえなかった。150キロまで太る男は、率直に言って、普通ではない。150キロの大男が不満を暴力に転化させ、死ぬ気で暴れる例を見てきたからだ。

火事場の馬鹿力というものは本当に恐ろしい。何10キロもあるベッドを持ち上げ、投げつけようとする大男が、これまで何人もいた。何10キロもあるベッドは床に固定されているが、大男が死ぬ気で暴れると、その固定器具さえはずして持ち上げ、医師やナースに投げつけかねないのだ。

そうなると、我々はひとたまりもないから、病院常駐の警備員を呼ぶ。150キロの大男にも勝《まさ》る力を持った警備員たちがすぐに駆けつけてくれる。彼らが大男に体当たりしている間に警察官も駆けつけ、場合によっては手錠や足錠をかけ、暴れるのを抑える。そんなとき、危機一髪のところで、安定剤や弛緩剤を注射して落ち着かせるのが、私の仕事の第一となる。

このとき挿管を拒否した男性は、何度も書くが、私の顔を睨み続けた。無言の暴力だ。

「あなたには家族もある。あなたの家族が、あなたが挿管されないことを望むとは思えない」

「私はあなたのために全力を尽くす」

「あなたは、もう一度健康になる権利がある」

「あなたが回復して元通りの幸せな暮らしに戻れるよう、私は最大の努力をすると約束する」

どの言葉が彼を落ち着かせたのか、今となっては分からない。しかし、なだめすかしになんとか成功し、このときは無事、挿管にこぎつけることができた。胸をなでおろした。

彼はICUに運ばれ、そこで、その日のうちにPCR検査を受けた。陰性だった。しかし、その3日後の検査で陽性となった。そして、ICUスタッフたちの懸命の努力にもかかわらず、10日目に亡《な》くなった。

もし私が彼に挿管するのを断念したら、彼はあのあとすぐに亡くなっていただろう。私は、もちろん最善の方法だと思って挿管を勧めた。あの時点で、元通りの生活に戻れるほど回復する見込みは絶対にあった。

しかし、結果として、挿管は彼の死を10日間遅らせたにすぎなかった。挿管して良かったのか、しないほうが良かったのかと、自問する。答えはいつまでも出ない。

迷惑な患者

あるとき、階段から落ちて、腕を骨折したという30歳の男がやって来た。救急の外傷ガイドライン通りに手当てをする。どうってことのない手当てだ。ところが、この男は手当てが終わった後、

「咳が出る。全身がだるい。気分がまったく優《す》ぐれない。階段から落ちたのも、そのせいだ。自分はコロナではないか」

と言う。

検温すると37度きっかりで、微妙なラインだった。ＰＣＲ検査をすることになり、通常のキットを用意し、私が彼の鼻に綿棒を入れようとしたとき、急に怒り出した。

「痛いだろ。そんなことするな」

こちらはきょとんとする。

「お前のところは、そんな野蛮なことをするのか。やめろ。トランプ大統領が鼻の手前の細胞を取る楽な方法でやっているのをテレビで見たぞ。あれをやれ」

と、つっかかる。

「そんな方法は、全米どこにもありませんよ。テレビで見たというのは、何か勘違いでしょう。ごめんなさいね、この方法しかなくて」

と返したら、血相を変えて、

「なんだと。貴様は何様だ」

と怒鳴りつける。手に負えない。挙句に、その男は、

「そうだ、俺はコロナだ、コロナだ」

と、私の顔をめがけて息を吐きかけてきた。

「やめろ」

と言っても、まったく聞かない。続いて、看護師らの顔にも息を吐きかける。妊娠している看護師にもおかまいなしだ。

「お前ら全員にうつしてやらあ」

と執拗《しつよう》に吐きかけ続け、止めることができなかった。

マスクもフェイスシールドも着用しているものの、万が一のことがないとも限らない。背筋が凍《こお》りついた。

結局、この男は鼻に専用綿棒を入れさせず、つまりPCR検査をさせずに、医療器具やベッドにまでさんざん息を吐きかけ、

「お前ら全員コロナになれ。死んでしまえ」

とわめきまくって、ERを出ていった。

私たちは、その後ただちに、そのときに着用していたマスクやフェイスシールドなど防護用品をすべて取りはずし、防護服も脱ぎ捨て、顔を洗い、念入りにうがいをするのに時間を費《つい》やさねばならなかった。もちろん、ERの消毒にも。たった一人の狂った患者のために、感染の恐怖に震えた。そして、士気が下がった。

なお、その男は、病院の出口で警備員に取り押さえられ、駆けつけた警官に逮捕された。

困った患者には、他にこんなケースもあった。

ブリガム・アンド・ウィメンズ病院が受け付ける患者は15歳以上に限定されているため、子どもは来院しない。その子は、コロナ禍で私が担当した最年少、16歳の女の子だった。

父親が連れてきた（未成年患者には大人の同伴が義務付けられ、コロナ禍でも大人の同伴を病院が認めている）。女の子はケロッとしていたが、父親が、

「娘は匂いがしなくなったって言うんだ。コロナかもしれないから、テストしてやって」

と言った。

私は心の中で「帰れ」とつぶやく。スタッフの誰もが、同じように心の中でつぶやいたはずだ。ここはあんたたちの来るべきところじゃない。あんたたちに来られては、大きな迷惑だ、と。

マスクもしないで「コロナかもしれない」だって？　医療スタッフは防護服を着ているが、警備員や事務職員たちは着ていない。コロナをばらまきに来たようなものじゃないか。隣室には、さきほど挿管したばかりの患者が横たわり、私を必要としている。私の存在は重要な処置をするためにある。あんたたちとのやりとりのために、隣室の挿管患者の容態をチェックする時間を削《けず》るなんて馬鹿げた話だ。

父親が言うには、ここに来た理由は、

「通りかかったら開いていたから」

だそうだ。私は、「その程度の症状で、検査だけしたいなら、病院のホットラインに電話をかけてＰＣＲ検査の予約を取り、検査所に行けよ」と言いたいのをぐっとこらえて、

「はい、分かりました」

と、看護師たちに検査の指示出しをした。不満な気持ちは、検査を終えた後、「一刻も早く病院を出て、家に帰るように」とぶっきらぼうに言って表わしたのみだ。

救急には、こういう人たちも紛《まぎ》れ込んでくる。ニュースにアクセスすらできない、もしくはニュースにアクセスする気もない、教養があるとは思えない人たちだ。テレビやネットで、コロナのニュースは莫大に流れている。ＰＣＲ検査をどこでやっているかの情報も、ローカルニュースでさんざん流れているにもかかわらず、分かっていないのだ。格差社会であることは理解しているが、こういう人たちに時間を割《さ》かれると、心が折れそうになる。

防護服とシフトと

コロナ禍のERでは、防護服（PPE＝Personal Protective Equipment）と医療用ガウンを着用し、顔にはN95マスク（米国労働安全衛生研究所規格に合格したマスク）を装着した上に普通のマスクを2枚つけ、その上にゴーグル、さらにその上にフェイスシールドをつけ、もちろん頭には医療用帽子を被《かぶ》り、靴にはビニールカバーをつける。

これらの着脱が、実はかなり大変だ。

私の住まいは、ブリガム・アンド・ウィメンズ病院から2キロ弱のところにあり、片道約8分間の自転車通勤をしているが、毎日、専用アプリでコロナに関する症状がないかどうかを申告しなければ病院に入ることができない。病院に着くと、まず念入りに手を消毒する。その消毒した手で、防護服一式を受け取り、着替える。ズボンはそのままで、シャツの上に防護服を着る。

防護服の開閉はファスナーではなく、マジックテープ方式で、素材はプラスチック製なのだが、袖口《そでぐち》がきっちり閉まったかなど、チェックポイントがいくつもある。本人のチェックだけでは安全性が担保できないため、救急以外の科のドクターが必ず一人、つきっきりでチェックする。コロナ禍、救急以外の科のドクターには、空き時間がたっぷりあった。いつぞや、泌尿器科の60歳くらいの非常に偉いドクターが、チェック担当に入っておられ、

「今、私が役に立てるのはこれくらいだから」

と自嘲的に口にされ、恐縮したものだ。

一人の患者の処置が終わるたび、というより処置室を移動するたびに、新品の防護服に着替える。コロナ患者の処置を終えて処置室を出る前に、防護服一式を脱ぐ。通路に出て、新品に着替え、次の処置室に移る。つまり、1日8時間のシフト中に、平均すれば25回から30回くらいは着替えている。

脱ぐときがまた大変で、防護服の表面に手が触れないようにしないと、表面にはウイルスが付着している可能性が多分にある。といったふうに、普通の服のようにただ脱げばいいというものではない。このときもチェックのドクターが横につく。

着るにも脱ぐにも、7、8分は要す。次の患者が待っていると思うと、気が気ではない。研修医、フィジシャン・アシスタント、看護師、PCAら他のスタッフも防護服の体制は医師と同じだが、ERの何室をも頻度高く行き来する看護師は、着脱の回数がもっと多く、

もっと大変だと思う。

これだけの防護で、大丈夫なのかどうかは分からない。私が一番気になるのは首だ。防護服はハイネックではない。首はフェイスシールドで覆っているものの、隙間の空間があり、ここからウイルスが入ってくるじゃないか。防護服を可能な限りたくしあげて着ているが、不安は消えない。

一時期、日本で防護服が足りないと騒がれ、ボランティアの人たちがゴミ袋で作ったものので代用しているというニュースが流れていたが、それはとても恐ろしいことだと思う。ブリガム・アンド・ウィメンズ病院の防護服はプラスチック製で縫製も非常にしっかりしたものだ。ただ、私の周りでも当初、不足していたことがあった。あのとき、私は個人のフェイスブックに「不足し、非常に困っている」と書いたら、見ず知らずの善意の人の目に止まり、連絡を取り合い、ごっそり送ってきてくれた。感謝している。

ちなみに、私は家に帰るとシャワーに直行し、その日に着ていた服を真っ先に洗濯する。家の中でもマスクを着用し、トイレも家族とは別にする暮らしが続いている。ピーク時は妻と寝室も別にし、自己隔離のようにして暮らしていた。

同僚らも、感染リスクを減らすため最大の努力をしている。しかし、病院における院内感染は容赦《ようしゃ》なく進んだ。4月末に、全スタッフ1万9000人のうち、2801人がPCR検査を受け、そのうち11・6パーセントに当たる326人が陽性だった。5月末には、408人が陽性だったとの記録もある。

私も、朝起きて喉の調子が悪いと、毎回「ついに感染したか」と過剰反応してしまう。とても不安になる。

ピーク時は、夢にゾンビがよく出てきた。私は『ウォーキング・デッド』などのドラマが好きで、ゾンビに怖い印象は持っていないが、夢では夥《おびただ》しい数のゾンビが空を飛び回った。そのゾンビたちが一つの建物の中に吸い込まれていく。あ、見覚えのある建物だ、と思ったら、ブリガム・アンド・ウィメンズ病院だった――。何度もそんな感じの夢を見た。

「あの頃、あなたは家の中でピリピリしていた」

と、妻が言う。

「お米を研《と》いでおいてくれる?」などと家事を頼んだとき、「ええ~? 僕が?」と嫌な顔をしたとも、週末に長男の学校の宿題を見るとき、声を荒《あら》げてよく怒っていたとも妻が言う。私自身がそのようなことをほとんど覚えていないのは、家でも頭の中がコロナでいっぱいいっぱいだったからだろうか。

シフトは、先にも書いたが、ピーク時の3月~5月は、月に14回入った。その後、少しずつ減り、8月以降は元通りの8回に戻った。マサチューセッツ州の感染者はピーク時に比べると大幅に減少したが、ただし先行きは分からないから、また月14回にならない保証はどこにもない。

シフトが減るのは、個人的にはありがたいが、一方で、病院の経営面が大変で、それが専属医師に影響を及ぼしてきている。ボストン・グローブ新聞(The Boston Globe)には6月16日付けで、「ブリガム・アンド・ウィメンズ病院は2020年1~5月に800億円を損失した。20年度末までに2000億円になると予測される」という記事が出ていた。

聞くところによると、コロナ禍で経営が苦しくなった近隣の病院で8月頃から医師の解雇が始まったそうだ。他の病院を解雇され、私たちの病院に移ってきた医師や看護師が間近にいる。とても複雑な心境である。

もっとも、シフト中の忙しさは、今も変わらない。空腹になっても食堂に行く時間はなく、ナースステーションのパソコンの前に座れたときに家から持参したサンドイッチをそそくさとつまんでしのぐ状態が続く。

力尽きる医師たち

新型コロナの治療を担当する医師の訃報を聞くと、他人事《ひとごと》ではないと思う。

4月26日に、ニューヨーク市中心部のマンハッタンにある病院のERの責任者として働いていた女性医師、ローナ・ブリーンさん（49歳）が自殺したというニュースが飛び込んできたとき、私は身震《みぶる》いがした。

報道によると、彼女の病院では、救急医が1日18時間働いていたという。それでも、間に合わないほど、彼女の病院にはコロナ患者が溢れかえっていたらしい。そのような中で、彼女はコロナに感染した。軽症だったのだろう。約10日間の休養をとっただけで職場復帰した。そして、職場でふたたび倒れてしまった。

その後、姉妹が住むバージニア州に帰省した。心的外傷後ストレス障害（PTSD）に加えて、重度のうつと診断され、病院に1週間入院したが、退院後に自殺した。

私の同僚に、ローナ・ブリーンさんと親しかった医師がいる。

「信じられない。優秀な救急医である上に、ステキな人だったのに」

と、悲しみに打ちひしがれていたことも忘れられない。

ローナ・プリーンさんは、スノーボードやサルサダンスといった趣味を持っていた。教会に通う熱心なクリスチャンでもあり、高齢者施設でボランティアもしていたという。おそらくバランスのとれた人生を送っていたのに、コロナ禍でバランスがとれなくなり、疲れ果てたのだろうか。感染しなければ、死ぬまで追い詰められることはなかったに違いない。

ウイルスは、常に私たちのそばにいる。

ブラジルで、4月21日に亡くなった日系3世の内科医、フェルナンド・ミヤケさんも、感染死だったと報道され、ショックだった。

フェルナンド・ミヤケさんは、感染が広がるブラジル最大の都市、サンパウロ郊外の病院に勤務し、内科診療に加えて、緊急外来でコロナ患者に対応していた。当時、ブラジルでは対処方針が十分に分からず、戸惑《とまど》いを見せながらも「医師としての使命がある」と最前線で治療に当たっていたそうだ。3月21日に頭痛の症状が出て、感染が判明。仕事中に感染した可能性が高いと見られる。1カ月で、帰らぬ人となった。

私が、ネットニュースに流れてきたフェルナンド・ミヤケさんの訃報記事に目が止まったのは、彼が日系3世だったからだが、ブラジルのボルソナロ大統領が、新型コロナを「ちょっとした風邪」と軽視するニュースも流れていた頃だ。フェルナンド・ミヤケさんの訃報記事のなかで「ブラジルでは医療従事者3万人以上が感染。100人以上が死亡した」とも報じられていたのを、やりきれない気持ちで読んだ。

院内感染と守秘義務

個人情報を漏らしてはいけないルールなので、同僚と井戸端会議のような感じで「今日は誰々さんが来たね」といった会話をすることは絶対にない。そのために、私たちスタッフは救われていると思う。院内感染がかなりな数である以上、自分の病院の救急を選んで受診する人も少なくないだろう。幸い、私は直属のスタッフを患者としたことはこれまでないが、同僚のドクターのところへ顔見知りが運び込まれてきたと知ったら、辛《つら》すぎるからだ。

噂話ご法度のなかで、例外として、スタッフ自身が「私が陽性になったことをみんなに伝えていい」という、稀《まれ》なケースもある。

5月に入院したPCA（看護師アシスタント）がそうだった。酸素マスクをつけ、一般病棟に入院していたのを、何人もが知るところとなり、お見舞いの物品やお金を届けに行く人が絶《た》えなかった。そのうち、誰が言い出したか、「寄付金を集めよう」ということになり、私も寄付をした。現実問題として、患者が最も必要とするのはお金だと思う。

彼女は退院し、2週間ほどで職場復帰した。私は顔見知り程度だったので、復帰後の彼女と話す機会はない。

しかし、陽性になった後も連絡を取り合っていた同僚もいた。

何度も同じシフトに入り、親しくしていたマリー。彼女は、赤ちゃんがいる40代のフィジシャン・アシスタントだ。3月におそらく院内感染し、中等症に陥った。

彼女は、夫が別の病院の医師であるため、夫が働く病院に2週間余り入院。陰性結果が出て、退院してからも後遺症に悩まされ、自宅で2週間ほど療養した。その間に、

「咳が出て、息切れがして……。後遺症がひどかったんだけど、今日、やっと赤ちゃんを抱いて、階段を上がれるようになったわ」

と、階段で赤ちゃんを抱いた写真が、携帯のLINEに届いたりしていた。

そのマリーが、4月に職場復帰した。そのときの第一声がこうだ。

「ドクター・ケイ。こんなに大変なときに休んでしまって、ご迷惑をかけてごめんなさい」

私は耳を疑った。私が彼女の立場なら、「こんな大変な目に遭《あ》っていた」と弱音を吐くだろうから。

「迷惑だなんて、とんでもない。おそろしく大変だったね。それで、体はもう大丈夫なの?」

と返す私に、マリーはにこにこして、

「大丈夫。お休みさせていただいた分、今日から一所懸命働いて、取り返すわ。患者を体験して、患者の気持ちが分かったから、今まで以上にいい働きをするわ」

と言った。後光《ごこう》がさして見えた。なんと意識の高い人なんだろう。マリーのメンタルの強さ、ポジティブな考え方に圧倒されるばかりだ。

また、研修生たちが、雑誌メディアか何かのインタビューを受けている横に私がいたとき、

「このような重大事に、救急部で研修を受けられることを誇りに思います」

「患者さんの人生の辛いときに、私を仲間に入れてくれ、研修医冥利《みょうり》に尽きます」

「このようなことがあるからこそ、僕は医師になりたかったと再確認できました」

などと口々に語るのが耳に入り、みんなすごいなと思ったものだ。

比べて、私は怖がりで、心の狭い人間だ。

自転車で出勤中、他科のドクターが、自宅のベランダでビールを飲んでいるのに出くわしたとき、彼は悪いことをしていたわけではまったくないのに、ひどく悪い人間だと思ってしまった。と同時に、「自分は割りが合わないことをさせられている」と思った。「どんなポジションにあっても最善を尽くし、病んだ人々のためになる働きをするのが医師の務めだ。私のミッションだ」と、まっとうに思いつつも、正直に明かすと、「休めるものなら、休みたい」と何度も弱音を吐いたし、「私はなんて貧乏くじを引いてしまったのだろう」と思う情けない自分もいた。特に、人っ子ひとりいず静まり返った病院の広い待合室を通るときがキツかった。もし、今ここで私が急死したら、どうなるんだろう。単に「ブリガム・アンド・ウィメンズ病院で、医師ひとり死亡」と片付けられて、おしまいなんだろうな。そんな気持ちに襲われた。もがき続けてきたと思う。

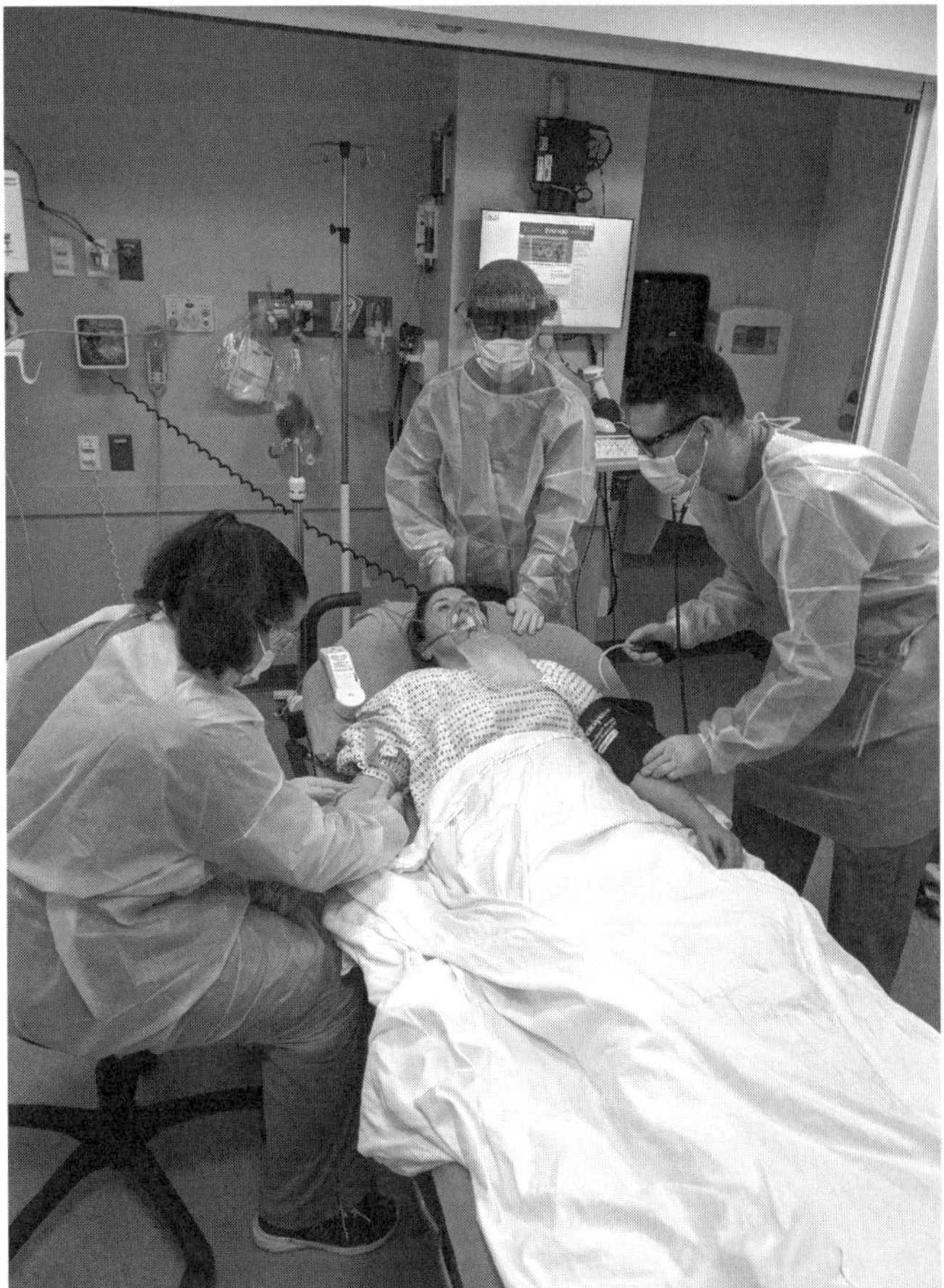

処置室で患者の初期対応。右が看護師、左がPCA。中央で患者に話しかけようとしているのが私

第2章

「死」の周辺

コロナ患者の特徴

新型コロナウイルスは、ヒトに感染することが確認された7つ目のコロナウイルスだ。

コロナウイルスはこれまでに6種類確認されていて、一般の風邪の10〜15パーセントが、このうちの4種類のコロナウイルスによるものだ。これらは、ヒトや動物の間のみで感染症を引き起こし、「動物からヒト」あるいは「動物から別の種の動物」へ感染することはなかった。しかし、残りの2種類、重症化傾向があるサーズ（SARS＝重症急性呼吸器症候群）はコウモリから、マーズ（MERS＝中東呼吸器症候群）はヒトコブラクダからヒトに感染し、さらにヒトからヒトへと感染した。

新型コロナウイルスは、これら既存の6種類に当てはまらない新しい形として、昨年12月以降、中国湖北省武漢市で発生が確認された。感染源は明らかではないが、主な感染経路は「飛沫感染」と「接触感染」と考えられる。

「飛沫感染」は、感染した人がくしゃみや咳《せき》をしたときに、ウイルスが飛び散り、周囲の人がそのウイルスを口や鼻から吸い込み、体内に入る。

ウイルスは2メートル近く飛び散るため、感染した人の周囲のあらゆるものにウイルスが付着し、一定時間は死滅しないといって過言ではない。健康な人が、ウイルスが付着したものにさわり、その手で目や口、鼻をさわると、粘膜から感染する。それが「接触感染」だ。誰もが無意識のうちに1時間に20回、顔をさわっているとされるから、外出は常に接触感染の危険と隣り合わせだ。

感染してから実際に症状が出るまでの潜伏期間は1日から17日ほどとばらつきがあり、平均は14日程度といわれている。

感染しても、症状がまったく出ない場合も多く、またPCR検査が誤って陰性を示す場合もある。そのため、感染した自覚のない陽性者が、無意識に周りの人たちに感染を広げる。高齢者、持病を持つ人が感染すると、重症化しやすい。致死率も高い。

そういった情報は、日本中、いや世界中の人たちに、すでにもたらされていると思う。

新型コロナウイルスに感染した可能性があり、ブリガム・アンド・ウィメンズ病院の救急部に続々と運び込まれた患者は、軽症・中等症、重症、重篤のおよそ3種類に分類される。

軽症の人の症状は、発熱、頭痛、咳、倦怠《けんたい》感、筋肉痛など。中等症は、肺に軽度な炎症が見られる程度。

「迷惑な患者」の節にも書いたが、私たちにとって、軽症、中等症は「病院に来てくれるな」と思う人たちだ。ただし、持病などがあればリスクが上がるので、診察に手を抜くことはないが、多くの人に咳止めや解熱剤を一つだけ処方し、お引き取りいただく。「もっと必要ならドラッグストアで買うように。外に出てきてはいけない。何があっても14日間、家の中にこもるように。頻繁に手を洗うこと。マスクを着用すること。ベッドからトイレまで歩けなくなるほど息苦しくなったら、病院に来てください」と伝えた。

マスクといえば、アメリカ人にはこれまでマスクを著用する習慣がまったくなかった。

昨年12月末から、私は豪華なアフリカ旅行ツアーの専属医をしたと書いたが、あのツアーの1カ月ほど前から、私は自分の体調を万全に整えておくために、日常的にマスクをつけた。

「どうしたんだ?」

「何かあったのか?」

「ヘンだぜ」

大学でも病院でも、同僚たちはそう言って、怪訝《けげん》な顔をした。

「放っといてくれよ。僕はアジア人だから」

と返答したものだ。

ついこの間まで、アメリカ人たちはマスクをつけている人間にそれほど違和感を感じ、奇異な目で見ていたのだった。確かに、集団の中で一人だけマスクをしていると、浮く。言ってみれば、みんなが服を着ている中に、一人だけ裸でいるようなものだから。

「私が注文したチャーハン、どこにある？」

病院のロビーで、白衣を着ずに私服でいると、中国レストランのデリバリーの中国人と間違われ、そんなふうに尋ねられることが私にはよくあるが、マスクの着用時は、とりわけそういった目で周りから見られていると感じていた。もっとも、どう見られたって、私は痛くも痒《かゆ》くもないが。

マサチューセッツ州では3月10日に非常事態宣言が出たにもかかわらず、3月中はまだマスク着用の人はちらほら状態だった。4月半ばに「推奨」となり、着用義務付けは5月6日からだった。その後は、外でマスクを著用していなかったら、市によって50ドルだとかの罰金が科されるようにまでなったのだから、半年ばかりでアメリカのマスク事情が大きく変わったことになる。

パンデミックの前半、重症や重篤な人まで、マスクを着用せずに救急部に来た。そして私たちは手当てをした。そのたびに、私たちの感染リスクの高さが跳ね上がったことは、たやすくご理解いただけるだろう。

救急部に運び込まれた患者が、重症者なら酸素マスクを装着し、一般病棟へ送る。重篤者なら気管挿管をしてＩＣＵへ、という流れであることは、第1章に書いた通りだ。

3月末～4月末、私が働くブリガム・アンド・ウィメンズ病院では、ＩＣＵに挿管されて人工呼吸器につながれた患者が約１１０人、一般病棟にその約3倍の約３５０人が入院していた頃がピークだったと思う。

私は感染症専門医ではなく、救急医だ。救急で行っている酸素マスクの装着や気管挿管は、対症療法である。根治療法は確立されていず、抗ウイルス薬も免疫抑制薬もまだ臨床試験中だから、治験の患者以外には今なお使える段階にきていない。

しかし、救急部で対症療法を重ねてきたからこそ、見えてきた新型コロナウイルス感染症の特徴が二つある。

一つは、自覚症状がまったくなかった人すら、急激に悪化すること。

その日の朝まで少しの発熱程度だったという人が、昼に非常に息をしづらくなり、家族の車で救急へ来る。昼まで倦怠感程度だったという人が、夕方には息も絶え絶えとなって救急車で搬送されてくる。コロナほど「徐々に」の三文字がない、他とは違う呼吸器疾患を、私は知らない。悪化する直前に酸素飽和度が急低下するのだ。

もう一つは、酸素飽和度が上がりにくいことだ。酸素マスクを使った場合でも、気管挿管をした場合でも、期待する数値に上がらない。これまでの経験上、96パーセントを超えるはずのケースでも、95パーセントまでしか上がらない。92パーセント以上になるはずなのに89パーセント以上を示さない。普段の細菌性肺炎なら、抗生物質の投与で、

「よし、効いたな」

「これでオッケー」

と思える瞬間がある。手応えがある。しかし、コロナにはそれがない。予知できないことが、次々と起きた。

急激に悪化することと、酸素飽和度が上がらないこと。この二つが、他の疾患に例を見ないコロナ患者の特徴だ。

私たち救急医は、他のいろいろな数値も鑑みて、注入する酸素の圧を総合的に判断し、調整していくのだが、良くなった場合でも、悪化した理由が分からないから、なぜ良くな

ったかが正直分からない。

前例のないことの連続だった。

iPadで家族とお別れ

前例のないことといえば、コロナ禍のなか、ブリガム・アンド・ウィメンズ病院の外来の稼働は救急部のみに限られ、その救急部関連でも、未成年者を除いて、患者以外の病院への立ち入りが全面禁止された。

病院を感染源にしてはならない。もちろん、賢明な判断だったわけだが、そのため、高齢の重症者であっても、1人で救急に来ざるを得ないのも、前例がないことだったと思う。

もっと言えば、日本でも同じだと思うが、その患者が老人ホームに暮らしていた人であったなら、老人ホームはコロナ初期から一斉に部外者立ち入り禁止とし、家族も面会できない状態が続いているため、病院に来る以前に、ホームでも長く家族に会えなかった老人が、1人で運ばれて来たわけだ。

すでに意識朦朧《もうろう》としている患者と、意思疎通できない。そんなとき、患者の家族に電話連絡がついて、話ができればいいが、できずに、気管挿管をする判断を私たち医師が下さなければならないことが少なくない。

挿管し、命をとりとめた重症患者を私たちはＩＣＵに送る。その後は、ＩＣＵの医療チームの担当になるため、自分が挿管した、気になる患者の後の経過については、病院内全体で共有されるデータにパソコンからアクセスし、確認することしかできない。「回復して、退院に」という結果が出ていた日には、私は、家で夜、日本酒をちびりちびりとやり、しみじみと喜んだものだ。

そんなしみじみとした喜びと正反対なのは、患者が帰らぬ人となる場合だ。患者の家族にとっては、救急搬送されていくときが、大切な人の顔を直接見る最後となる。非常に辛いだろうと思う。

「今日もｉＰａｄで家族とお別れされた方がいた」

親しくしているＩＣＵのスタッフから、初めてそう聞いたのは、4月の初めだった。

どういうことか。

たびたび書いているように、気管挿管は、患者の筋肉を弛緩させ、意識がゼロになった全身麻酔をかけた状態で行う。その後、回復しなければ、そのまま、つまり意識がないまま亡くなる。

患者の家族は、ＩＣＵに入ることなどできない。臨終を家族が囲むことができない。患者はひとりぼっちで亡くなる。あまりにも不憫《ふびん》だ。そこで、ＩＣＵのスタッフが、家族と患者をつないであげる方法を考えた。スタッフが、患者をiＰａｄでビデオ撮影し、リアルタイムに家族へ送る方法だ。

家族は、患者の枕元で臨終に立ち会う代わりに、iＰａｄの画面越しに見守る。「お父さん、ありがとう」などとiＰａｄの画面越しに呼びかける。

愛する人の痛々しい最期を目にするのは辛いが、「ありがとう」の一言も言えずに別れるのはもっと辛い。後述するが、私にも個人的に、そうした経験があるから、とてもよく分かる。iＰａｄでのお別れは、家族の悲しみを軽減するのに、少しは役立つだろう。

今、置かれたこの苛酷な状況の中で、素晴らしい方法だと私は思った。むろん、こうしたことは、スタッフの一存では無理で、病院に許可を取らなければできない。素早く許可を出した病院も素晴らしいし、未曾有《みぞう》の事態下、多忙を極める中で、それに流されず、こうしたことを思いつき、自ら「仕事」を増やしていったＩＣＵスタッフも天晴《あっぱ》れだと思う。

ＩＣＵで、iＰａｄを介《かい》して家族が患者とお別れするケースは日に日に増えていった。

「私の人生で最高の日は、君たちが生まれた日」

まず、このエッセーを読んでほしい。

後輩のアディーラ・ランドリー医師と私が共同執筆し、権威ある救急医の専門誌「エマージェンシー・メディソン・ジャーナル」の2020年7月13日号に掲載されたエッセーを、私が邦訳した。文中に出てくる「私」はランドリー医師、「私たち」は私とランドリー医師のことだ。

〈その男性の患者さんは、高齢で疲弊していましたし、だんだんと息苦しくなってきているようでした。私は、

「あの、あなたの言葉を録音させていただいて、お子さまにお送りしたいのですが」

と、ベッドの足元からそっと優しくその患者さんに話しかけました。

もし通常の状態だったら、このようなことは言いません。必要がないからです。通

常の状態ならば、この患者さんのベッドの周りには家族が集まり、彼に話しかけていたことでしょうから。

しかし、この患者さんが入院したときは、もう新型コロナウイルスが国中にどんどん広がっていました。この病気では、症状が急激に悪化することがあるのに加え、そういった困難なときに一番のよりどころとなるはずの、最も大切な「人と人とのつながり」が奪われてしまっていたのです。

私は好んで、病気で苦しんでいる人を録画したかったわけではありませんが、この患者さんが愛する家族とつながる唯一の方法が、録画だと思ったのです。

そのとき、その患者さんの意識はまだはっきりしていて、録画の同意を得ることができましたが、残された時間は長くはなく、死期が近づいていました。彼と時間を共《とも》にすることができたのは私たち医師だけでした。私は、彼の家族もここにいるべきだと思ったから、彼にそう言ったのです。

彼は、酸素マスクの音にかき消されそうなくらいの小さな声で、息を吐きながら、

「Ｏｋａｙ」

と言いました。

彼は、マスクをしている医師の私に、全信頼を捧げてくれました。私は率直に、

「お子さんがあなたを思い、偲《しの》ぶときに、この画像を見るでしょう」

と伝えました。

すると、彼は先ほどOkayと言ったささやき声とは対照的に、残った力を振り絞り、はっきりと言葉を口にしました。

「私の人生で最高の日は、君たち一人ひとりが生まれた日だよ。とても愛しているよ。本当に、とても」

その3センテンスが彼の言ったすべてでした。

救命救急病棟に到着前には、この患者さんは、老人ホームで暮らしていました。子どもたちは、面会の規制のために、6週間会いに来ることができていませんでした。そして、電話が壊れてしまったために、2週間は声を聞くこともままなりませんでした。彼は孤独でした。

彼が最初に病院に到着したとき、私は、彼と、彼の娘さんと私の3者でビデオ通話をしてみようと試みました。しかし、彼にはそれまでビデオ通話の経験がなかったので、「無理！　できない！」といった感じになり、うまくいきませんでした。娘さんは、私にこう言いました。
「父をできるだけ穏《おだ》やかな状態でいさせてほしいです。体を傷つけたり、痛みを伴《ともな》ったりするようなことはしないでください」

娘さんとの電話を終え、病室に彼と私の二人きりになった後、彼は家族について話し出し、思いを込めていろいろなことを話してくれました。だから私は、これまでに一度もしたことのない「ビデオ録画」を行おうと思ったのです。
人とのつながりが乏《とぼ》しくなってしまって悲痛ななかで、少しでも慰めになるよう、死に向かっている患者を電話で録音するという、初めてのことをしたわけです。

人とのつながりを通じて課題を解決するのが、医療の最良の実践です。スピードと謙虚さを持って、絆を結ぶのが救命救急病棟での我々の専門です。われわれは、どんなに難しい状況であっても――予期せずに患者が死にゆくときであっても――家族をベッドの脇に呼び寄せ、家族の見ている中で蘇生を試みます。

そのような重大な局面に親戚や友人を呼ぶのは陰惨だと思うかもしれませんが、死は自然の一環です。死に向き合うことは、強い感情の波に押されたり引きずられたりする経験で、ときには潮の満ち引きのように感情の流れのままに身を委《ゆだ》ねるべきです。

家族が死にゆく患者とつながりを持ち、死を迎える場にいることは、その場のすべての人にとって大切なことです。死期が来るときに、一人ひとりにとって死がどんな意味を持つか、一緒に向き合うことができるのです。深い経験を共にするからこそ、浜辺に打ち寄せる波のように、故人を偲ぶことができるようになるのです。ときには声を上げて、ときには静かに、思いの丈《たけ》は行きつ戻りつつ。

救命救急医には、病院内で思いやりを持って働いている誇りがあります。緊急挿管しなければならないなど、厳しい結果となる処置の前でも、患者の最愛の人（家族）には患者と話すように促します。

言葉でも、触れ合うでも、静かに見守るでも、笑ってでも、泣くでも、どんな形でもよいのです。その時間は、医師、家族、友人、患者にとって意義のある時間です。そうした人と人とのつながりが、今という時間にしっかりと向き合わせてくれるのです。そして、大変な時間に向き合うからこそ、現実に対応し、ゆくゆくは悲しみを癒《いや》し乗り越えることができるのです。

ＣＯＶＩＤ-19の広がりを受けて、この、病院で安らぎをもたらす時間を共にすることができなくなってしまいました。患者さんは、孤独に死んでいきます。家族はふれあう時間がないまま残されてしまいます。医師や看護師は病室に入ることを控え、必要不可欠なときのみ入室します。私たちは、物理的な距離を取らざるを得なくなってしまい、みんなが孤独を感じています。

私たち人間は社会的な動物で、医療は、社会的なつながりがなくてはならない分野です。医療とは、複雑な手順を行うことや稀な病気を診断するということだけではありません。これまで以上に、医師がいることで少しでも厳しさや辛さを軽減できるようにすることが大切です。

このパンデミックの中で、救命病棟で働いていることを誇りに思います。医師として、栄誉と恐怖の両方の感情を併《あわ》せ持っています。不安に満ちている人たち――生きていく人も死んでいく人も――のためになれることに意義を見出《みいだ》しています。我々医師は、治療をし、癒しをもたらすことができます。患者が孤独にさいなまれているとき、私たちは、治療の一環として、家族とかかわりを持ってもらうために、電話やアプリを使ってのビデオ通話など、できる限りのことをします。

ひどく辛いときに、人とのつながりを持てるようにすること、それが今回の望みでした。そして、私は、この患者の最後の意識のある時間を切り取り、保存しました。小さな行動です。けれども、この感情があふれ出る時間や思いを私だけのものにしたくはありませんでした。彼の家族と共有したかったのです。

そして、私は彼の娘さんにビデオを送りました。

これを書いている時点で、およそ7万人のアメリカ人が亡くなっているのと同じ感染症で、彼は命を落とすと知りながら、私たちは彼を病室に連れて行きました。幸運だったのは、彼は一人で死んでいくのではなかったことです。彼には、〈スマホ画面を通して〉手を握る妻がいました。そして彼は、誰にも知られずに死んでいくわけではありません。彼の死は記録に残ります。彼の死は、今、ここに記録され、共有されています〉

家族の「宝物」

先ほど書いた、ＩＣＵに入院している、すでに話すのが困難な臨終間際の患者に家族がビデオで声をかけるのと逆だ。患者自身がぎりぎりに話せる状態のときに、病室で家族にメッセージを残してもらったのである。つまり、こういうこと。

この患者は、80代の男性。コロナ感染予防のために6週間前から家族も立ち入り禁止になっていた老人ホームから救急部に搬送されてきた。末期のがんで、寝たきり。すでに息苦しい状態にあったが、家族と本人の間に「挿管はしない」という合意形成ができていた。

ランドリー医師が診察して、手当てし、緩和ケア病棟へ送った。

「あの患者さんは、家族と会えなくなって6週間も経《た》っているんです。このままだと、最後まで会えずに亡くなることになる。なんとかしてあげたいのですが」

と言ってきたランドリー医師に、私が、

「そうだね。いざとなったら、ビデオを通じてでも家族と会わせてあげたいね」

と、アイディアを出し、彼女が準備を始めた。非常に積極的なコミュニケーションをはかろうとして、患者と、患者の家族と彼女の三者でビデオ通話を、まず試みた。それは実現しなかったが、彼女が患者の病室に頻繁に顔を出すうち、患者は少しずつプライベートなことなどを話すようになった。信頼関係を築けていったのだ。

私は、病院の上層部にビデオを回す了解を取り付けるために動いた。患者のプライバシーの問題がある。そのようなことを勝手に行うと、あとで家族から訴訟を起こされかねないため、慎重を期《き》す必要があった。

やがて、患者の症状が悪化し、息苦しさから話すこともままならなくなった。誰の目にも死が近づいていることが明らかだ。ランドリー医師は、施術の準備に入る前に、

「あなたの言葉を録音させていただいて、お子さまにお送りしたい」

と提案した。これは、とてもナーバスな提案だ。絶望と裏表だ。「お子さんがあなたを思い、偲ぶときに、この画像を見るでしょう」と、その人に、死がもう間近に迫っている

ことを率直に示すわけだから。

そのとき、私は、ランドリー医師に、「立ち会ってほしい」と頼まれ、真横にいた。彼女がスマホを患者の口元に差し出す。患者はそのときに持ち得た力のすべてを振り絞って、

「私の人生で最高の日は、君たち一人ひとりが生まれた日だよ。とても愛しているよ。本当に、とても」

と言葉を発したとき、不覚にも涙が出そうになった。

なんと素晴らしい言葉なんだろう。なんと素晴らしい人なんだろう。

私はこれまで、家族にリアルに囲まれ、「ありがとう」「愛しているよ」と言って死んでいく人は何人も見てきた。何度立ち会っても、じ〜んとするが、それをこのような具体的に言葉にできるとは。この患者は、常々そう思ってきた人だったのか、咄嗟《とっさ》に言葉の神様が降りてきたのか。

彼は、その言葉を発した3日後に力尽き、旅立った。

文中に書いた「死期が来るときに、一人ひとりにとって死がどんな意味を持つか、一緒に向き合うことができるのです。深い経験を共にするからこそ、浜辺に打ち寄せる波のように、故人を偲ぶことができるようになるのです。

ときには声を上げて、ときには静かに、思いの丈は行きつ戻りつつ」という何行かに万感の思いを込めた。

大切な人が死にゆく場に身を置くことは、心が弾《はず》むことではないだろう。しかし、死にゆく人と一緒に、死に向き合うその体験は、「死の受容」につながる。まさに「思いの丈は行きつ戻りつ」しながらも、大切な人を失くしたどん底の悲しみが軽減することにつながると思う。

死は誰のものか。

死ぬ当人だけのものではない。家族をはじめ、その人の人生に関わりのあった人、すべてのものだと、私は確信する。

話を戻そう。

この患者の死後、スマホで撮ったビデオ画像は家族に送付された。

「おかげで、父の人生は最後の最後まで良いものになりました。私たちは、父の言葉を宝物に生きていきます。心から感謝します」

娘さんから、そう書いた返信文を受け取った。

死なせてもらえない

患者が100人いれば、100通りの死生観があると、つくづく思う。これは、モルスト（MOLST＝Medical Orders for Life-Sustaining Treatmentの略）に絡んだ出来事だ。

日本でも、生前の意思という意味で「リビング・ウィル」は知られていると思う。リビング・ウィルが、遺産相続やお葬式についてなども含む意思なのに対して、終末の医療に特化した意思を「アドバンス・ディレクティブ（Advance Directive）」という。「尊厳死の権利を主張して、延命治療の打ち切りを希望する」などの意思表示だ。

モルストは、アドバンス・ディレクティブとほぼ同義語である。マサチューセッツ州では、本人と主治医がサインすると、その実効力を発揮する。そして、本人の意思がある限り、訂正もできる。

87歳のナンシー・ウィレットさん（仮名）が救急隊員の手によって挿管され、救急車で運び込まれてきた。

ナンシーさんは、偶然、救急部の清掃スタッフのお母さんだった。認知症を患《わずら》い、ほぼ寝たきりの状態で、その清掃スタッフである娘さん一家と一緒の家に住んでいた人で、呼吸がひどく困難になって、家族が911を呼んだ。救急隊が駆けつけたときにはもう意識がなくなっていた。

「ほとんど息をしていません。このままだとERに着く前に心肺停止になる」

と電話をよこした救急隊員に、センターにいる救急医が、

「モルストは？」

「ないです」

と確認し、

「オッケー。じゃあ、そちらで素早く挿管を」

となった流れだった。上級職の救急隊員は、医師の指示の下で挿管することができる。

これは日本でも同じだ。

白状すると、心の狭い私は、運ばれて来たナンシーさんに、自分が挿管しなくていいこと、挿管された彼女からの感染リスクが少ないことに、「やれやれ」という気持ちが少しした。

すぐさま酸素の供給元を、ボンベから処置室の壁の部分へ変え、診察し、血管を確保し

てバイタルをとり……と、一連の初期治療を急ぐとともに、コンピュータで電子カルテを確認する。

と、一瞬にして、私の頭の中が真っ白になった。「モルスト」にサイン済みだという記載を発見したからだ。

ナンシーさんとナンシーさんの主治医は、2017年に「挿管することを選ばない」という旨のサインをしていたと、電子カルテに書かれていたのだ。

とき、すでに遅し、である。

「モルストの紙が冷蔵庫に貼っていなかったのか」

私の問いに、救急隊員は「貼っていなかった」と断言する。

こういった緊急時のために、サインしたモルストは「冷蔵庫に貼っておかなければならない」と、州法で決められていた。

そこで、私は、かねてから顔を知っていた、救急部の清掃スタッフであるナンシーさんの娘さんに、電話でまずこう聞いた。

「お母さまがモルストにサインをしてらっしゃるのをご存知でしたか?」

「えっ? 母がモルストにサインしていたのですか?」と、娘さんはこちらに聞き返し、

「はい、2017年に。ご本人と主治医のコロピー氏がサインされていたと、カルテにあります」と答えると、「まったく知らなかったです」。

「モルストが冷蔵庫に貼られていなかったため、申し訳ないですが、お母さまの意思に反して、我々は挿管してしまいました。『挿管を拒否する』というお母さまの意思を尊重するために、抜管しなければなりません」

私がそう切り出すと、娘さんは取り乱した。

「えっ？　えっ？　今、母は生きているのに、抜管すると死んでしまうじゃないですか。嫌です、そんなの、絶対に嫌です」

主治医のコロピー氏に連絡をとる。

「なんてことをしてくれたんだ。モルストに従ってお前はなぜすぐに抜管しなかったのか」

頭ごなしに怒られた。

冷蔵庫にモルストが貼られておらず、かつ家族の誰一人として、ナンシーさんがモルストにサインをしていることを知らなかったと伝えたが、コロピー氏は理解を示さなかった。

「なんのためのモルストだ。君はナンシーさんの意思を踏みにじったんだぞ。救急医失格だ」

彼は、声を荒げた。

私は、挿管した痛々しい体のナンシーさんの姿の前で、

「モルストに従うことは、これはマサチューセッツ州のルールなんです。心苦しいですが、私たち医療者はルールには則《のっと》らなければならないんです」

と電話で娘さんに言わざるを得ない。

「だって、そのモルストは2017年のサインでしょう？　あの頃、まだ母は元気だった。元気だからサインした。その後、気が変わったに違いないわ。だから、私たちに言わなかったんだわ」

「お母さまはいつ頃から、寝たきりに？」

「ここ2年ほどよ。今、母は生きたがっているわ、絶対に」

「しかし、サインを無効にすることはできないんです」

「ひどい。抜管して母を殺すなんて、とんでもない。お願いだから、母を殺さないで」

平行線のやりとりが続いた。

それでも直《ただ》ちに抜管するという判断は、私には下せなかった。

結論を言うと、挿管によって命をつなぎ、しかし回復の見込みがゼロに近いナンシーさ

んを挿管した状態で、私はICUへ送った。送り出すとき私は、「ご家族の強い希望で、抜管できなくて、ごめんなさいね、ナンシーさん」という気持ちだった。

そして、その後、ナンシーさんの家族とICUのドクター、主治医のコロピー氏の三者間で、何度も何度も話し合いが持たれた。そして、ナンシーさんの抜管はICUでもなされなかった。

彼女の挿管後の容態が悪化することなく、快方に向かったのは奇跡としか考えられない。1カ月ほどして、ナンシーさんは自力呼吸を取り戻し、抜管して、酸素マスク装着をして退院した。しかしながら、寝たきりだ。意思を伝えられるまでには回復しなかった。

自宅にも、元の老人ホームにも戻るのが不可能なため、退院後はナーシングホーム（日本の特別養護老人ホームに近い施設）に移ったと知ったとき、私は「ナンシーさんは、いつになったら死なせてもらえるんだろう」と思った。結局、退院1カ月後に、体中が血栓だらけになって亡くなったと後《のち》に知った。

3年前に延命治療を拒否したことが明らかな人が、家族の強い意思によって約2カ月間生き長らえることになった。それが当人にとって幸せなことだったのか、気の毒なことなのか。

意識が戻らないままでも生きていてほしいという家族の願いが、結果的に尊重された。完全な回復は望むべくもないなか、患者は死なせてもらえなかった。

遺族の思い、患者の意思

コロナから横道にそれるが、ナンシーさんの事例に通底すると思えることを二つ、記したい。

一つは、2012年に公開された「終《つい》の信託」（周防正行監督）という、延命治療をテーマにした日本映画について。医師を草刈民代が、患者を役所広司が演じた映画だ。

末期ぜんそく患者が、「チューブにつながれるような延命治療はしないでほしい」という意向を呼吸器内科の主治医に伝えていたが、家族には伝えていなかった。患者が呼吸不全に陥り、意識不明で救急搬送され、緊急に気管内挿管をされて人工呼吸器につながれる。何週間かの治療の末、主治医は回復不可能と判断する。そして、患者の意向を踏まえ、家族の前で人工呼吸器をはずす。患者は亡くなる。ところが、数年後に家族が訴えを起こし、刑事事件となって主治医が逮捕される——。

原作は、『命の終わりを決めるとき』（朔立木《さくたつき》著、光文社刊。のち『終の信託』に改題）。医師が、尊厳死を望む患者の意思を汲《く》み取った結果、遺族に訴えられ、医療者が有罪となったケースが、過去に日本であった。「終の信託」は、そのケースを題材にとった映画で、生命倫理、そして患者と家族と医療者との三者のコミュニケーションのあり方が問題提起されていた。

もう一つは、1980年代にカリフォルニアであった「エリザベス・ボービア裁判」について。

エリザベス・ボービアは重度の脳性《のうせい》四肢麻痺《ししまひ》を患った、意思能力のある28歳の女性だった。彼女は、死ぬことを望み、自分が餓死するまでの疼痛《とうつう》緩和と必要な処置を病院に要望した。しかし、彼女は自分の力では食事をとることができない。餓死したいとの意向を表明した後にも、経管栄養チューブが挿入されてしまった。彼女は、治療の拒否を求めて、裁判を起こしたのだ。

カリフォルニア州裁判所は、「入院中に餓死することを認めてほしい」というボービアの求めを棄却した。

彼女は控訴する。

1986年カリフォルニア州立控訴審裁判所は、「意思能力があれば、ボーピアは残りの人生を尊厳とともに平穏に生きる権利をもっている……個人の尊厳とは、個人のプライバシー権の一部である」と述べ、病院に経管栄養チューブを抜くように命じた。勝訴したのだ。その後、彼女はどうしたか。

驚くべきことに、彼女は治療を引き続き受け、経管栄養を続行すると決心した。この判決が、「本人の意思が尊重される」という、彼女が求めていた安堵を彼女に与えたからだ。彼女は、経管栄養の中止と死ぬことを望んでいたわけではなく、自分の意思が尊重されることを望んでいた。もっと言えば、強制的に生かされることではなく、自分の意思で生きるという選択をすることを望んでいたということだろう。いや、裁判中に、気持ちが変わったのかもしれない。

患者の気持ちを汲むのは、本当に難しいのである。

ゆっくり死に近づく

アメリカでは、新型コロナ感染症が蔓延する以前でも、65歳以上の高齢者で、気管挿管された人の約3分の1が亡くなっている。もっとも、元通りの生活ができるまでに回復する人は少ないものの存在はする。私の肌感覚では3人に1人くらいだ。この割合は、コロナ禍になってから確実に悪くなっているだろう。

それでも逆に言うと、気管挿管した65歳以上の人の3分の2が生き残る——ICUから生きて戻ってこられ、リハビリによって元の生活を取り戻せる可能性があるというのは、すごいことだ。ただし、これは、マラソンを日課とする元気な人も寝たきり状態の人も含めた、全高齢者に対しての数字である。

持病を抱えている高齢者の場合はどうか。

致死率が跳ね上がるばかりか、抜管でき、退院できても、元のQOL（生活の質）には、よほどの例外を除いて戻れない。がん、心不全、肺の病気を抱えていた人で、運良く元通りのQOL（生活の質）に戻れた人を、私は1人も知らない。

杖を用いて歩いていた人は、車椅子が必要になる。自分の力で車椅子を利用していた人は、押してもらわなければならなくなる。ベッドの上で起き上がれた人が、起き上がれなくなる、自発呼吸ができた人が、呼吸器が必要になる、といった具合だ。

私の経験では、弱りゆく人に、

「呼吸器に繋がれないと息ができず、寝たきりの状態が、今後一生続くのであれば、あなたは死んだほうがマシだと思いますか」

と質問すると、50パーセント強の人が「死んだほうがマシです」と答え、50パーセント弱の人が「いいえ、生きているほうがいいです」と答える。

私は、このことから、「やっぱり、人間ってこうなんだ」と思うようになった。

たとえば、私が車に轢《ひ》かれて、いきなり寝たきりになったり、指ひとつ動かせず、喋ることもできなくなったりしたら、「死んだほうがマシだ」と思うに違いない。

しかし、難病であるとか、がんであるとか、10年ほどかかって徐々にそういう状態になっていくなら、例外を除くと「死んだほうがマシだ」とは思わない。なぜなら、元気な人が「不自由」「苦しい」と思う状態に、少しずつ慣れていくからだ。本人だけでなく、家族ら周りの人たちも、少しずつ慣れていく。

これは、とても気高く、尊いことだと私は思う。

一例を示そう。

6月のある日、98歳のマーサさん（仮名）が救急部に運び込まれてきた。

「どうしましたか」

と聞いた返事が、

「いろいろと」

だった。立ち上がることができない彼女に、

「なぜ立てないのですか」と尋ねる。

「はい、いろいろと病気があって」

高齢者の言うことはあてにならない場合が多いため、娘さんに電話をする。

「マーサさんが、今日は調子が悪いとおっしゃっていますが、昨日や一昨日のご様子はいかがでしたか」

「すこぶる元気で、体調も良かったですよ」

「すこぶる元気で、体調も良かった？」

と、おうむ返しすると、

「はい、何も問題なかったです」

と、おっしゃる。

「じゃあ、たとえば、1人でベッドから起きるとか、1人で歩くとかはできていましたか」

「いや、そんなことは、できませんよ」

「ご飯は、どうやって食べておられましたか」

「私が、食べさせています」

「トイレは？」

「2人で持ち上げて、ベッドの横に置いているポータブルトイレで、用を足していますよ」

マーサさんは、8年前からそういった状態だったため、自分で起き上がれなくても、食事ができなくても、娘さんは「母は昨日も一昨日もすこぶる元気」と認識しているのだった。

救急部には、こうしたゆっくりと死に近づいている人たちもやって来る。

せっかく8年も10年もかかって死に向かっていたペースを、コロナによって急激に変えられた老人が多く、やりきれない。

3月以降のコロナ禍、私が担当した急患の約半数が65歳以上の老人だった。

格差があぶり出されてくる

ところで、先日、ＣＤＣ（アメリカ疾病管理予防センター）が、こんな発表をした。

〈全米の人口の約13パーセントにすぎない黒人が、新型コロナウイルス感染による死者では約27パーセントを占める。

ニューヨーク市では、ヒスパニック系（メキシコ、キューバ、プエルトリコなどラテンアメリカ出自）と黒人の比率の高さが目立つ。ヒスパニック系は34パーセント（人口比29パーセント）、黒人は28パーセント（同22パーセント）で、どちらも人口比率を上回っている。白人の27パーセント（同32パーセント）とは、対照的だ〉

私は「ああやっぱり」と思った。ブリガム・アンド・ウィメンズ病院の救急に駆け込んでくる患者の、私の肌感覚での割合と、ほぼ合致している。ヒスパニック系・黒人がとても多い。頭に浮かぶのは「健康格差」という言葉である。

この国で、黒人やヒスパニック系の収入は、白人より明らかに低い。しかも、肥満や糖尿病などの病気を抱える人の割合が高い。バスの運転手やゴミの収集、建築現場、サービス業など、低賃金かつ生活に不可欠な仕事に就いているケースが多く、コロナ禍でも休めない。

「リモートでビルが建てられるなら建ててみろ」

と、ニューヨークのスラム街に落書きされていたと、テレビで見たことが記憶に新しいが、彼らが就いているのはテレワークが不可能な職種だ。

所得格差が健康格差につながり、コロナ感染の死亡率とも密接に関係し合っていると考えるのが、自然だと思う。これを、歯に衣《きぬ》着せぬ言い方をすると、「貧乏な人ほど元より不健康で、コロナに感染死する率が高い」ということになろうか。

もっと言えば、コロナ禍のERで、私はヒスパニック系の患者の「不安感」を強く察《さっ》することになった。

ヒスパニック系の人たちの日用語はスペイン語やポルトガル語やハイチ語で、満足に英語を話せない人がとても多い。私は彼らのヒストリーに詳しくないので、その理由を的確に語れないが、ヒスパニック系には長くアメリカに住んでいても、もしくはアメリカ生まれであっても、自分たちの言語しか話さない・話せない人たちが少なくない。

対して、医療側にヒスパニック系は少ない。特に医師は非常に少ない。彼らの言語を共有できる医師はほとんどいないと言って過言ではない。私も分からない。患者と医療側との信頼関係をどのようにして築けばいいのか。できるだけ簡単な言葉を使って話すが、理解してくれたかどうか、もどかしいことが多々ある。緊急時に言葉が通じない、彼らの「不安感」を思うと、胸がふさがる思いだ。

ブリガム・アンド・ウィメンズ病院の医師のほとんどは、白人かアジア人だ。ヒスパニック系、黒人の医師を探し出すのは困難だ（同様にして非常に少ないカテゴリーに、ミャンマーから亡命した中国人と、サモア、トンガ、フィジーの3国の「パシフィック・アイランダーズ」もいる）。それが意味するのは、ヒスパニック系、黒人社会がメディカル・スクールに学んで医師になることのできる社会的・経済的環境に、総じて達していないということだろう。

12歳でアメリカに来て、日本に住んだ期間の2倍以上の年月をこちらで暮らしている私ですら、日本出身者など、自分と似た環境の同業者と出会うと、もうそれだけでうれしくなり、心を許し合うところがある。多民族の国にあって、理屈ではない率直な感情だと思う。

ところが、ヒスパニック系の人たちは病院で、そういった感情を持つチャンスがない。気の毒だ、と思うと同時に、それこそが広く「命の格差」につながっていると、コロナ禍で改めて露呈したと思う。

もっとも、救急医の立場から言うと、目の前の患者が金持ちであろうと貧乏であろうと、治療・処置に優劣をつけることなど絶対にない。私たちは、どんな患者にも等しく全力を捧げる。

また、若者と老人が、同時に運び込まれたらどちらの治療を優先するのかと聞かれたなら、きっぱりこう答える。

「緊急度の高い順だ」と。

私だけではない。アメリカの救急では、そう決まっている。日本でも同じだと思う。

感染死から遠ざかるために

新型コロナウイルス感染死から遠ざかるには、どうすればよいか。感染しても、重症化を避けるには、どうすればよいか。

5月17日に、トランプ大統領が、ホワイトハウスでの飲食業界関係者との会合で、「ヒドロキシクロロキンを多くの医療従事者が服用している。私も、1週間半前から服用している」と口にし、大混乱を招いたことがあった。

ヒドロキシクロロキンは、抗マラリア薬だ。これより前、トランプ大統領は、おそらく思いつきで、もう一種の抗マラリア薬とともに、新型コロナウイルスの治療に有効だと主張し、米食品医薬品局（ＦＤＡ）にコロナ感染者への使用を承認させた。

しかし、抗マラリア薬の摂取には、心拍異常などの深刻な副作用が指摘され、ＦＤＡは「安全性はまだ検証中」などと広報していた。そのような中での、トランプ大統領の発言は、「予防薬」として効果があるかのような発言だったのだ。

結論を言うと、これは科学と対立する発言だった。この発言から4週間がすぎた6月15日、抗マラリア薬の使用許可が正式に撤回されたのだった。

また、私の出身地である大阪府の吉村洋文《よしむらひろふみ》知事が「ポピドンヨードの含まれたうがい薬を使うことで、重症化を抑制できる可能性がある」と8月に発表して非難され、翌日には否定したそうだが、これもとても微妙な発言だったと思う。

口のなかにウイルスが入ったとして、喉のうがい薬を使ってうがいをすると、薬が到達する範囲にあるウイルスは活性化しなくなるので、まったく効果がないわけではない。うがい薬とはそういうものだ。私も毎日うがい薬でうがいはしている。

しかし、感染経路でいうと、鼻から吸い込んだウイルスが、鼻の奥で増殖する。肺炎を起こすケースには、ウイルスがそのまま肺の奥まで到達していることもあるわけだから、そんなところにまでうがい薬が到達するかというと、到達しないと断言できる。私がうががいをしているのは、口の中に入っているかもしれないウイルスを撃退するためにすぎない。わずか約40の症例からの解析だというのは、幼稚園児レベルだ。お粗末すぎて話にならない。このコロナ禍において、少しでも前向きな発言をしたいという吉村大阪府知事の思いからだったと好意的にとりたいが、科学を軽視されては困る。

世界中で、治療薬やワクチンの研究が急ピッチで進められていることは論を俟《ま》たない。ブリガム・アンド・ウィメンズ病院でも、近隣の病院と協力しあって、レムデシビルなど抗ウイルス薬や回復患者由来血漿の輸注法《りんちゅうほう》（注射で補充する方法）など、いくつかの臨床治験が進められていると、聞いている。真に有効な薬やワクチンが開発され、莫大数の治験でその安全が確認されるまで、粛々《しゅくしゅく》と待つしかない。

ひるがえって、一介《いっかい》の医療者の立場からは、残念ながら予防策といえるものは思い浮かばない。敢《あ》えて言うなら、大切なのは普段から免疫力を上げておくということに尽きるが、「糖尿病を治せばいい」「がんを克服しておけばいい」などと言うのは、「65歳以上、年をとらないようにすればいい」と言うのと同じだけ、現実味のないことだ。糖尿病になりたくてなった人や、がんになりたくてなった人などどこにもいないし、望んで加齢する人もいないだろう。否応《いやおう》なく、マイナス要因は人々に覆いかぶさる。

もっとも、「外出しない」「人と会わない」のが一番だ。感染防止対策と経済活動とのバランスをとるのかが重要だということは、承知しているつもりだ。承知の上で、医療者としては、やはり口をすっぱくして次のことを言っておきたい。

・外出するときは、必ずマスクを着用する。着脱のとき、内側を触らない。
・消毒スプレーも携帯し、何かをさわってしまうたびに消毒すること。
・人と会わなければいけないときは、約2メートル以内には近づかないこと。
・レストランで会食をしなければならないときは、座席を1・8メートル以上離れて設置している店へ。選べるなら野外席へ。
・外出先からの帰宅、調理前、食事前、トイレの後などのタイミングに、石鹸でしっかり手を洗うこと。
・外出で、密集度の高い場所に足を踏み入れたときは、帰宅後すぐにその日着ていた服を洗濯し、シャワーを浴びること。

救急部で日々コロナ感染患者に接している身として、私自身は「きちんとコロナを怖がっている」つもりだ。ボストンでは、5月から段階的にスーパーマーケットとドラッグストア以外の店も開き、私の肌感覚ではすでにレストランも半数以上が開いている。だからといって、安易に利用する気にはまったくなれない。

仕事の延長上のことで、私も私の家族も、5カ月ぶりに7月にレストランで食事をする機会を持ったが、私はびくびくした。東京や大阪とは比べものにならないくらい広々とし、人の密集度も低い町の、安全対策に真剣に取り組むレストランであったにもかかわらず、である。

私は、日本の密集度を心から心配し続けている。

軽症でも「死の恐怖」が

8月に、私の親戚に感染者が出た。ある意味「例題」として、患者の心の内をヒアリングしたので記す。

いとこの夫と息子だ。いとこの夫は35歳で、日本の輸送機器メーカーに勤めていて、南インドのベンガルールに駐在している。

「思い返すに、検査する1週間ほど前から鼻と喉の奥に違和感があった。鼻炎持ちで、そういう症状には時々なるため、どうってことないと思っていたのに、『まさか』が起きてしまった。息子にもうつしてしまった」

と、彼は言った。

インドの感染者数は790万人を超え（10月現在）、アメリカに次ぐ世界2位だ。私はインドに行ったことがない。莫大な人口を抱え、人口密集度の高いカオスな国だと思ってしまうが、今やGDP（国内総生産）の額が世界5位だという。彼は、富裕層や外国人の居住の多い清潔なタワーマンションに住んでいる。感染者の大多数は、衛生環境や住宅環境の悪いところに住む人たちで、彼の会社にも知人にも陽性者は出ていなかったそうだ。

3月下旬から行われていた全土封鎖が6月上旬に解除され、経済活動が再開されていた中、「会社でも家でも、これでもか、これでもかというほど感染予防に注力していた。日本人の衛生観念を持って、この生活をしている限り、感染することはないと思っていたのに」と言う。

彼は、必要最低限の食料の買い出しに、厳しく入場制限されたスーパーに1人で行く以外、この半年はプライベートな外出をまったくしていなかった。

定員7人のバンに、ドライバーを含めて3人のみが乗って通勤。1列ごとに左右交互に座り、車内で喋らないルールだった。工業団地の工場が職場だが、メインゲートと工場の入り口の両方に非接触型体温計と消毒機器が設置され、オフィスは換気も万全で、2メートル以上開けてデスクを配置。ティータイム用に、専用のカップと紅茶を持参し、ランチにも持参した「マイスプーン」しか使わなかった。帰宅後は、真っ先にその日の着衣すべてを洗濯し、シャワーを浴びる。感染予防を徹底していたつもりだったという。

ところが、「8月1週目の週末、朝起きると妙な倦怠感を覚えた。お昼にレストランのデリバリーを頼んでいて、今はマンションのゲートまでしか届けてくれないので、取りに行くために歩いている途中、突然息切れがした」。

その夜から胸の上部が痛み始め、発熱した。

「そうなんだよ、コロナは突然にやって来るんだ」と、私。

PCR検査を受け、陽性が判明した。

「ショックだった。自分のこともだけど、家族を守らなければならない自分が家族にうつしているんじゃないかと、すまない気持ちでいっぱいだった」

彼の妻（私のいとこ）は、妊娠中だった。陽性の妊婦が出産するとき、インドでは帝王切開になる。10歳以下の子どもにも重症化リスクがある。ネットで調べたそんな情報にうろたえ、通常なら自宅内隔離も可能な軽症だが、家族事情から入院を勧められ、従うことにした。

「病院に着くと、防護服を着せられ、車椅子に乗せられ、どういう事情か分からないけど、ICUを通って診察室に連れていかれた。ICUには人工呼吸器をつけた大勢の重症患者がベッドに横たわっていて、ものすごい光景だった。自分も重症化し、ああなるかもしれないと死を意識し、恐怖で真っ青になった」

電話で話したとき、「僕は、毎日そういう患者を診てるんだよね」と言うと、彼は「もう、絶句です。尊敬します」と返した。

彼の入院は2週間の予定だったが、1泊2日で退院した。濃厚接触者となった妻と息子のPCR検査の結果が出て、妻こそ陰性だったが、息子に陽性が確認されたからだ。

「息子の感染は、自分の感染以上に落ち込んだ」

二つの選択肢があった。息子も一緒に入院させるか。自分がマンションに戻って息子と2人で隔離生活をし、妻がホテルに避難するか。後者を選んだのは、3月から家にこもりっきりの息子に、さらなるストレス負荷をかけさせたくないからだった。もしも家で「何か」が起きると、救急車を呼んでまた病院に行けばいいとはいえ、苦渋の選択だったという。

マンションに戻ると、厳重な消毒が施されていた。自室のドアに「Caution（警戒）」と赤文字で書かれた大きな紙が貼られ、同じフロアの住人らが濃厚接触者に認定され、PCR検査を受けたと聞いた。さらに、会社の同僚全員がPCR検査を受け、工場が48時間操業停止になった。「自分が悪いことをした」意識にさいなまれたとも言う。

「私の人生で、一番長く感じた2週間だった」

妻をホテルに送り出した後、息子と「陽性者2人」の自宅隔離生活の様子を、彼はそう話した。初期に37度台の熱が出ただけで、2人ともほぼ無症状感染状態だったが、それでも、熱を計るたびにハラハラする。息子がくしゃみすると、「もしかすると」とビクビクする。考えないでおこうと思っても、最悪の状態になることばかり考えてしまったそうだ。

陽性確認から16日が経った8月20日、彼はPCR再検査をし、陰性結果が出た。

私は、彼から「息子が、『PCRの再検査を受けるの、イヤ』と泣きじゃくるが、検査を受けさせなきゃダメだよね?」と相談され、「2週間症状が出ていないから、受けさせなくていい」と返事した。

綿棒を鼻の中に入れるPCR検査は、わずか2秒の辛抱だが、気持ちのいいものではない。彼の子どもには、大きなストレスなのだろう。4歳児に無理やり受けさせると、病院に恐怖心を抱く子になりかねないと思う。

「軽く済んで、やれやれ」

と彼はもはや明るく話しつつも、

「軽症でも、死の恐怖がついて回った。二度とあんな経験をしたくない」と、声のトーンを落とした。

「感染経路、不明。あんなに予防していたのに感染した。ということは、今後もずっと感染リスクがあるということでしょ?」と聞く彼に、

「そのとおり。今後、予防を強化するには、マスクの上にフェイスシールドをつけるべし」

と、私はアドバイスした。

彼の感染経験談に、改めて気づかされたことが二つある。

一つは、軽症の感染者であっても、重症化することへの不安をそれほどに抱えるのだということ。彼は、持病を持たない35歳だ。症状は発熱と喉の痛みと倦怠感だけで、私の働くブリガム・アンド・ウィメンズ病院ならば「わざわざ来てくれるな」の範疇《はんちゅう》に入る症状

だけだった。

その彼が、自宅にいても最悪の状態になることばかり考えた。つまり、気持ちの上で常に死の恐怖と隣り合わせだった、と。私が診てきた軽症の患者から「この先、自分はどうなるのか」「自宅で死に、何日も誰にも発見されない不安がある」などと何度も聞いてきたが、それらの言葉の重さを思った。

もう一つは、感染者が、「自分が悪いことをした」と思ってしまうこと。感染は不可抗力だ。誰もが感染する可能性を多分に持っている。感染した当事者にミスがあったからではない。彼も頭ではそう分かっているのに、罪の意識を感じてしまった。感染当事者がそんな気持ちにならない世論を作っていかなければならないと、強く思った。

死の淵《ふち》

この章の最後に、6月に重篤となり、死の淵から生還した人のことも記そう。

プライバシー保護のため、どこの誰とは明かせないが、在米のアジア人だ。40代の専門職の男性にヒアリングする機会があった。

彼も感染経路不明。ある日、筋肉痛と倦怠感に見舞われ、発熱した。陽性が判明し、自宅でおとなしくしていたが、4日目にシャワーを浴びている途中、呼吸が急に苦しくなった。彼は一人暮らしだ。

「救急車で大学付属病院に行きました。動脈血酸素飽和度94とのことでしたが、酸素マスクの装着でいったん楽になった。でも『大事をとったほうがいい』と言われ、一泊入院することになった。あのときに入院しておかなかったら、翌日、家で死んでいたと思う」

翌朝、再び呼吸の激しい苦しさに襲われた。ナースコールを押したまではっきり覚えている。駆けつけた看護師に「大丈夫ですか、大丈夫ですか」と名前を呼ばれたことや、ストレッチャーで病院の廊下を移動したことも、点々と記憶にある。

しかし、その後3週間もの間の記憶がまったくない。全身麻酔で気管挿管し、眠っていたからだ。

「後から聞いたのですが、人工呼吸器をつけてから2、3日で容態が急激に悪化して重症肺炎になり、6日間エクモを使用したそうです。抗ウイルス薬も投与された。血液を薄くする薬も投与された。途中、蜘蛛膜下《くもまくか》出血も起こして、まさに死の淵にいたそうです」

意識が戻ったとき、目は腫れて開けられなかった。ようやく目が少し開けられたとき、最初に見えたのはカーテンだった。息苦しさを感じて、頭がくらくらしたが、ここが病院だということはすぐに気づいた、という。

両手に点滴、喉の穴にチューブ、胸には心電図の機械、排尿のための管、指に酸素濃度を測る器具。アラームが鳴って、看護師がやって来た。

「痛いですか？」

痛すぎて、返事ができなかった。

4、5日、意識朦朧《もうろう》としたのち、彼は人工呼吸器を外し、一般病棟へ移ることができた。苦しいリハビリを1カ月近く行い、退院した。

「私が回復したのは、奇跡的だったそうです」

私が彼にヒアリングしたのは、退院して1カ月以上経っていたが、「頭痛が残っていて、もう一度症状が悪化したらとばかり考え、眠れない毎日だ」と、とつとつと語った。

私は当然、医師の立場から新型コロナウイルスと闘うが、患者は患者の立場から闘っている。当面「回復」を見ることができても、その闘いは終わらない。

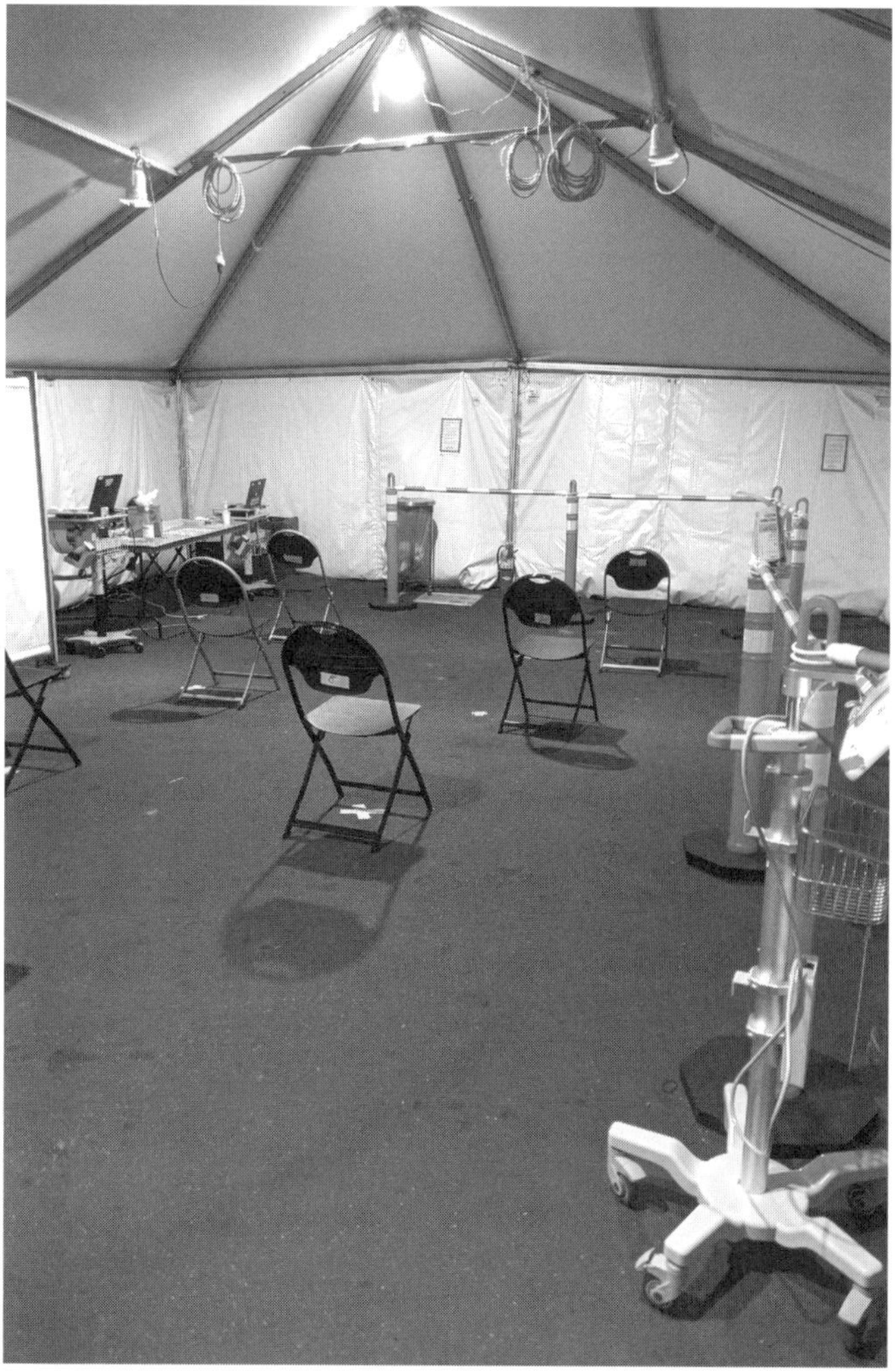

ブリガム・アンド・ウィメンズ病院救急部の待合室とトリアージ室は、テントを張って屋外に設営された

第3章

こうしてアメリカで医師になった

小中高では勉強を放棄

私が医師になろうと思ったのは22歳のときだ。そして、本気で勉強を始めたのは23歳。メディカル・スクールに入ったのは26歳だった。

父は貿易業を営《いとな》み、母は外資系航空会社に勤務という家庭環境で、医師の家系ではない。あえて言うなら、父方の祖父が小さな診療所を運営する歯科医師だったので、消毒液の匂いが私の原体験にあるといえばあるが、特段の影響を受けたわけではない。22歳のある日、「そうだ、医師になろう」と決意したのだ。

それまで、どこで何をしていたのか。

実は、私はかなりの〝ダメなやつ〟だった。

1978年に大阪市北区で生まれ、西区で育った。一人っ子だ。「小さい頃、よく熱を出した」「泣き虫だった」と、未だに親戚中から言われる。どうやら、情けない子どもだったようだ。

勉強は大嫌いだった。あまりに成績が悪く、学校でも「落ち着きがない」と言われ続けたので、母が祖父に「勉強をみてやってください」と頼み、3年生くらいから毎週水曜日に祖父母が家に来た。祖父に宿題をみてもらい、祖母が作ってくれるご馳走の夕ご飯を食べる水曜日は待ち遠しい日で、少しは勉強もするようになったが、もちろん遊びのほうがずっと好きな小学生だった。4年生から習い始めた剣道には一所懸命になった。

アメリカに来たのは、小学校を卒業した12歳のとき。もとより仕事の関係で日本とアメリカを行き来していた父が、本格的にロサンゼルスに移り住んだからだ。それ以前から、カリフォルニアのサマーキャンプに参加するなど、よく来ていたので、渡米に違和感はなかった。

ただ、英語ができなかった。それでも、ロサンゼルスの中学は楽しかった。中国ルーツの子が多い中学だったし、バブルの頃だったから、日本の企業の人が大勢ロサンゼルスに駐在していて、その子どもたちが通って来ていた。全校約300人のうち30人ほどが日本人だった。そういう環境の中学だったので、自分がその学校に通っていることが特別なことでないという感じだった。自分を外国人と意識することは、英語ができないこと以外にはあまりなかったと思う。

マサチューセッツ州の全寮制の私立高校に進んだのは、どちらかというと両親の希望だった。「アメリカは教育格差の国だ。将来エリートになる人間は、みんな、マサチューセッツの全寮制の高校に行くものだよ」と家庭教師が言っていたが、私にエリート志向などあろうはずもない。

マサチューセッツ州の美しい森の中にある高校には、生徒が全米各地からばかりか、韓国、中国、サウジアラビアなど約200の国々から来ていた。しかし、日本からの留学生も45人いたため、私は彼らとばかり仲良くなった。フットボールには熱心に取り組んだが、当然ながら英語で行われる授業には皆目ついていけないまま過ごした。

そして、調子に乗った。

休暇中に「友だちの家に行く」という書類を学校に出して、実際はみんなでニューヨークへ遊びに行った。それが教師に見つかった。

両親が呼び出された。父がロサンゼルスから、母が大阪から「えらい厳しいんやなあ」とかなんとか言いながら駆けつけてくれ、このときは「厳重注意」で済んだ。ところが、次に、みんなでタクシーに乗って町に出て、買い込んできたビールやウォッカを寮で飲んだのがばれて、あと3カ月で卒業というときに、退学処分をくらってしまった。

郵便はがき

料金受取人払郵便

牛込局承認

9410

差出有効期間
2021年10月
31日まで
切手はいりません

162-8790

東京都新宿区矢来町114番地
神楽坂高橋ビル5F

株式会社ビジネス社

愛読者係 行

ご住所 〒 TEL:　（　　）　FAX:　（　　）		
フリガナ お名前	年齢	性別 男・女
ご職業	メールアドレスまたはFAX メールまたはFAXによる新刊案内をご希望の方は、ご記入下さい。	
お買い上げ日・書店名 年　月　日　市区町村　書店		

ご購読ありがとうございました。今後の出版企画の参考に
致したいと存じますので、ぜひご意見をお聞かせください。

書籍名

お買い求めの動機

1　書店で見て　　2　新聞広告（紙名　　　　　　　　　　）

3　書評・新刊紹介（掲載紙名　　　　　　　　　　）

4　知人・同僚のすすめ　　5　上司、先生のすすめ　　6　その他

本書の装幀（カバー），デザインなどに関するご感想

1　洒落ていた　　2　めだっていた　　3　タイトルがよい

4　まあまあ　　5　よくない　　6　その他(　　　　　　　　　　)

本書の定価についてご意見をお聞かせください

1　高い　　2　安い　　3　手ごろ　　4　その他(　　　　　　　　　　)

本書についてご意見をお聞かせください

どんな出版をご希望ですか（著者、テーマなど）

もはや僕の人生、これまでか——と、18歳の私は目の前が真っくらになったが、両親や家庭教師の尽力で、転入させてくれる高校が見つかり、なんとかその高校を卒業できた。

この話になると、母が決まって「転入先の高校、3カ月しか行ってないのに、1年分の授業料を払わされたんだから。もう」と、ため息をついたり笑ったりする。感謝している。

高校卒業時の私の学力は低かったと思う。「日本に帰ってきて、帰国子女枠で日本の大学に入ったら」と、母が進路のアイデアを出してくれたが、英語も中途半端なら、日本語の読み書きを習ったのも小学校卒業までだから、そんな選択肢は、私にはなかった。

大学3年、「このままでは将来がない」

それでも、そのときの学力で入れる大学に巡りあえた。ニューヨークから西へ車で1時間半ほどのペンシルバニア州イーストンにあるラファイエット大学だ。学生数約2500人の小さなリベラル・アーツ校。専攻は生物学。

生物学を専攻したのは、唯一、高校のときから好きな科目だったからだ。言い換えれば、他に好きな科目が一つもなかったため、消去法で選んだのだった。

中学にも高校にも周りに日本人がいたから、私はラファイエット大学で初めて、「日本人ひとりぼっち」を経験することになる。

「中国人？」

と問われることが、一番多かった。

「いや、日本人」

と答える。すると、

「へ～。英語喋れるの？」

と聞かれ、いい気がしない。

「いや、ぜんぜん」

と言いたくなり、そう答えておく。

授業はほとんど聞き取れず、ちんぷんかんぷんだった。努力しようにも、どう努力をしたらいいのかわからないうちに授業はどんどん進み、絶望的だった。寮に住んでいたが、私が心を閉ざしているから、友だちもできない。

時間があり余る週末が、特に孤独だった。

そこで、私は日本語の小説を読んだ。高校時代の日本人の友だちのほとんどが米東部あちこちの大学に進んだが、彼らがくれた本が何冊か手元にあったからだ。

村上春樹、村上龍、宮本輝。

どの本が彼らにもらったもので、どの本が自分で買ったものか、もはや記憶にないが、村上春樹の『風の歌を聴け』『1973年のピンボール』『羊をめぐる冒険』『ダンス・ダンス・ダンス』『ノルウェイの森』、村上龍の『限りなく透明に近いブルー』『コインロッカー・ベイビーズ』『69 sixty nine』『ラッフルズホテル』、宮本輝の『青が散る』『優駿』『海岸列車』『道頓堀川』……。

読めない漢字がいっぱいあった。最初は国語辞典をひきながら読んだが、だんだんもどかしくなった。読めない漢字や難しい言い回しは、前後の文脈から想像して早く読みたくなるほど、面白い本ばかりだった。貪《むさぼ》り読んだ。

私の日本語の「先生」は、間違いなく、この3人の作家だ。今、日本で日本語の講演をして「あなたの日本語はおかしい」と言われることがないのも、日本で出会う日本人の医師たちに「あなたは、なぜ日本語がそんなに上手《じょうず》なのか」とよく聞かれるのも、この3人の作家のおかげだ。そして、高校時代の日本人の同級生たちのおかげだ。

自分以外、日本人が1人もいないラファイエット大学の寮で、ひたすら本のページをめくり、出てくる日本の風景や日本人の心理、やりとりにのめりこんだ。だからといって、日本が恋しくなったり、日本に帰りたくなったりはしなかった。渡米して7〜8年。毎年夏休みなどに一時帰国していたものの、その頃すでに、私はこのアメリカという国を自分の居場所と思うようになっていたからだろうか。

「このままでは将来がない」という思いが、じわじわと押し寄せたのは、大学3年になってからだ。

大学の学生課に、「助けてください」と申し出た。「授業についていけないのです。授業のどのポイントが分からないのか、それすらも分からないのです。でも、やる気はあります」と、泣きついた。

そのときの学生課の親切に、感謝してもしきれない。

上級生の指導員、チューターをマンツーマンでつけてくれた。1から10まで、そのチューターが私の面倒を見てくれ、英語のハンディキャップもなくなった。授業が俄然《がぜん》、楽しくなり、「水を得た魚」となった。生物学は、やはり私の好きな学問だった。やがて、私は水族館に勤め、クジラを追いかけるような研究者になりたいと思うようになる。

ところが、卒業を前に、また壁にぶち当たった。就職先を探せど探せど、見つからない。

大きな水族館への就職の門戸は非常に狭く、その頃、合格率が0・3パーセントだった。つまり、1000人に3人しか合格しないありさまで、現実問題、私の成績で合格するのは絶対に無理だ。きっぱりと諦めざるを得なかった。

それで、生物学に「近い」職種で、世の中にたくさんある仕事は何だろうと考えた。門戸が狭くなく、普遍的に必要とされる職業は何だろう。私は頭をめぐらした。

医学分野だと思い至った。医学は、ウイルス学や免疫学などの点で生物学に近く、研究室で使うテクニックが同じだからだ。世の中には、水族館の数より、病院の数のほうが多い。病院や医師が飽和状態だなんて聞いたことがない。医師は、将来も圧倒的に必要とされる職業だろうと、膝を叩いたのだ。

そうだ、医師になろう——。22歳で、私はそう志した。

23歳で猛勉強スタート

アメリカで医師になるには、メディカル・スクールに入らなければならない。メディカル・スクールは、全米に120校余りある。

アメリカの医学教育のシステムは、日本と大きく異なる。日本の医学部は6年制で、高校を卒業すると受験資格があるが、アメリカで医学教育は4年制の専門職大学院のメディカル・スクール（医学大学院）で行われ、受験資格はアメリカの大学を卒業し、学士号を持つ者にある（日本の大学の学士号を持つ者は、アメリカの大学に2年以上通い、必要な単位を取得する必要がある）。ただし、卒業した大学での専攻は問われない。文学、社会学、芸術系などいわゆる文系の学部を卒業していても、物理学、一般化学、有機化学、生物学、微積分学などの単位を取得していれば、メディカル・スクールを受験できる。

ちなみに、日本の法科大学院は、アメリカのメディカル・スクールに倣《なら》ったものだそうだ。

私の肌感覚では、アメリカでは4年制の大学を卒業後、ストレートにメディカル・スクールに進む者と、いったん働いてから進む者が、半々くらいだと思う。

私が後者を選んだのは、自分が「井の中の蛙《かわず》」だと自覚していたからだ。22年間、「学校」にしか身を置いたことがない。学費も生活費も、当たり前のように親に依存してきた。少しは世の中に出て、働いて、見聞を広めてからメディカル・スクールに行くほうが、長い目で見て良い医師になれるんじゃないかと、22歳なりに考えたのだ。

2002年にラファイエット大学を卒業してから3年間、私は幸運にもボストンのパートナーズ・エイズ・リサーチセンター（当時）に職を得ることができた。

2002年というと、エイズがようやく病気だと分かって、やっと薬が開発された頃だ。パートナーズ・エイズ・リサーチセンターのボス、ブルース・ウォーカー氏は、人間がHIVに対して免疫があるということを世界で初めて研究で証明した人で、「薬ではなく、ワクチンを作って、世界からエイズを消します」という研究をしていた。しかも、その頃、世界中で6番目に多い研究費を得ていた。ものすごいことだ。スケールが非常に大きい。夢があってかっこいいと、飛びついた。

インターネットで履歴書を送り、「私に、あなたの仕事を手伝わせてください」と必死でアプローチしたら、返事が来て、面接を受けることができ、採用されたのだ。

ちなみに、パートナーズ・エイズ・リサーチセンターは、今、レーゴン・インスティチュート・オブ・MGH・MIT・アンド・ハーバードと改称され、ボスのブルース・ウォーカー氏は、あちこちから600億円の寄付を得ている。マイクロソフトのビル・ゲイツも、アーティストのスティングも、U2も、彼に山ほどの額を寄付している。エイズのワクチンは、もうすぐできるらしい。直近では、新型コロナウイルスのワクチンの開発にも乗り出し、世界中から注目されている。

今はもう60代だが、彼の目標はエイズのワクチンや新型コロナウイルスのワクチンを完成させることにとどまらず、レーゴン・インスティチュート・オブ・MGH・MIT・アンド・ハーバードの寄付金を1000億円に上げて、今後何百年も続く研究所にすることだと聞く。ハワード・ヒューズ賞も含め、ノーベル賞以外の賞はほとんど取っている。心から尊敬している。

そのブルース・ウォーカー氏が率いるパートナーズ・エイズ・リサーチセンターで働き始めた私は、そこに籍を置くことができたこと自体が誇らしかった。尊敬するボスの役に立つ、ひいては世界中の人たちの役に立つ仕事をしている自負があった。しかし、実際の役割は、HIVをすでに退治した人から採取した血液が、他の人の血液とどう違うのかを調べること。具体的にいうと、手を使って、フラスコやビーカーを振り、データを記録していくといった地味な下働きで、ルーティンといえばルーティンだ。

慣れてくると、私は夕方に就業時間が終わったあと、友だちとビールを飲みに行く日々を送るようになった。社会人になったのだから、それくらいのことはしてもいいだろう、と。

私の部署には30人ほどの同僚がいた。仕事中に無駄口をたたくことはないが、休憩時間などに話をするようになる。彼らも夕方に就業時間が終わると、そそくさと帰っていくが、誰ひとりとしてカフェやバーで会うことがなかった。

「いつも何をしているの？」

「勉強だよ」

何の勉強かと聞くと、皆が皆、大学院に入るために、猛勉強をしているという。

「細胞学のスペシャリストになりたいから」

「ウイルス学の博士号を取るため」

「僕はハーバード・メディカル・スクールを目指している」

皆が口々にそう言った。

その研究所は、一生そこで働くキャリアの人がごく稀にいる以外は、著名な大学院に進んでスペシャリストになるためのステップとして2、3年の予定で働き、毎日、猛勉強している同僚ばかりだったのだ。驚いた。

「で、君の目標は？」

と聞かれて、

「う〜ん……」

答えられない。

このリサーチセンターで何年か働いて、それからメディカル・スクールに進むというイメージは、もちろんあった。しかし、まだまだゆったり構えていた。真剣でなかったのかもしれない。時間を惜《お》しんで勉強をしている彼らに向かって、「僕もメディカル・スクールに進むつもりだ」とは、とても言えなかった。

こんなことをしていてはいけない。夜な夜なビールを飲んでいたことを恥じた。そんな刹那的な楽しさが、色褪《あ》せて感じるようになるまで、時間はかからなかった。私は、ボスのブルース・ウォーカー氏のみならず、彼らに大いなる刺激を受けて身を正し、猛勉強を始めた。偶然なのか、そうでないのか。猛勉強を始めると、ラボでの仕事にも、より力が入る。学会が京都で開かれたとき、発表する上司たちについていく役目も仰《おお》せつかった。

23歳で始まった猛勉強生活は、メディカル・スクールを卒業して医師免許を取得する30歳まで、延々続くことになる。

私は、メディカル・スクールに入ることがどれだけ難しいのかを、改めて頭にたたみこんだ。その頃、受験者数に対する合格者の割合は3パーセントから4パーセントだった。

クリアな頭で勉強するため、睡眠は1日に7時間取ることに決めた。24時間から7時間を引くと17時間だ。その17時間から、他に必要な時間――ラボでの仕事の時間と通勤の時間等をさし引く。8時間しかない。その8時間全部を勉強に当てた。食事をする時間も惜しかったので、3食ともハンバーガーで済ませ、プリント（テキストの一部が抜粋されたもの）から目を離さずに食べる。そんな日々を2年半、続けた。

メディカル・スクールへのもう一つの道

しかし、メディカル・スクールの壁は厚かった。

アメリカのメディカル・スクールを受験するには、日本の大学入試センター試験（2021年から大学入学共通テスト）のような感じでMCAT《エムキャット》（Medical College Admission Test）を受けなければならないのだが、これが手強《てごわ》い。IQテストのような側面もあり、非常に難しくて、私の得た点数では合格できるメディカル・スクールがなかった。全米のメディカル・スクールの平均合格率は30パーセント以下と言われている。私は何校かにチャレンジしたが、合格できなかった。

そこで、調べたら、メディカル・スクールに入るためのもう一つの方法があった。同様の方法はまだ日本にはなく、アメリカでもそう一般的でないのだが、フィシオロジー(physiology＝生理学)の修士号を1年で取得する特別プログラムだ。いわば、メディカル・スクールに受からなかった人がリベンジするための修士課程で、このプログラムで修士号を取得することによって、メディカル・スクールに入るポイントが上がって、合格する可能性が大きく広がる。さらに、メディカル・スクールの1年目の学生と同じクラスを半分程度履修するため、メディカル・スクールに入学後、その分のクラスを免除されることになる。

私が入ったのは、首都・ワシントンD.C.にあるジョージタウン大学の修士プログラムだ。同期に約160人がいた。学部時代の成績が悪かったとか、MCATの点数が悪かったとか、いろいろな理由で彼らは来ていたはずだが、どんなクラスメートがいたのかも含め、私はその1年間のことをあまり覚えていない。

なぜなら、それ以前にも増して勉強漬けの日々を送ったからだ。

160人中10人ほどが、1年後にジョージタウン大学メディカル・スクールに入ることができた。私は、その10人に何が何でも入ってやろうと、死ぬ気で勉強した。

授業は、朝8時から夕方6時までびっしり詰まっていた。朝6時に起き、身の回りの支度をしながら2時間プリントを読んで勉強した。夕方6時に授業が終わると、パパッと食事を済ませ、夜11時まで勉強した。シャワーを浴びるときも、食事を作っているときも、プリントを離さなかった。

このときに分かったのは、勉強というものは、「どれだけ耐えられ、どれだけ時間を使えるか」にかかっているということだ。6時間持続して集中することは、難しい。途中で、挫折したり、空腹になって食事をしてしまうのが普通だと思う。しかし、よほど頭のいい人でない限り、1分でも多くの時間を費やせることが、勉強の鍵だ。自分がご飯を食べている時間にも、他の人が勉強しているなら、自分はその時間分、負ける。「集中する。持続する。時間を使う。耐える」に勝るものはない。

メディカル・スクールの入試に出る問題は、「どれだけ覚えられるかクイズ」のようなところがある。日本のテレビで、画数のとても多い漢字を書かせるような番組を見て、これと似ていると思った。今、知らなくても一向にかまわないことをどれだけ知っているかを問われるという意味で、だ。

私は、特に暗記が必要な勉強に関しては、つべこべ考えず、死ぬ気で暗記した。学期途中の試験で、160人中、9番になれた。また、メディカル・スクール1年目の人と同じ内容のテストも受け、ランキングで勝ったことも励《はげ》みになって、死ぬ気の勉強を続けた。結果、私は1年でフィシオロジーの修士号を取り、2005年に26歳でジョージタウン大学メディカル・スクールへ入学を果たすことができた。

メディカル・スクールの仲間たち

ジョージタウン大学は1789年創立で、アメリカにおけるカトリック教会系の最古の歴史を持つ大学だ。政治や国際関係の分野に強く、第42代大統領のビル・クリントンの出身校としても知られている。

メディカル・スクールは、ワシントンD.C.の真ん中、ホワイトハウスから約1キロのところにある。歴代の大統領、副大統領をはじめホワイトハウス関係者の医療機関としても知られ、名門といわれるが、入学すると、それまで私が知らなかったアメリカという国の特質が一気に見えてきた。

そもそもこの国のメディカル・スクール生の約4分の1が、代々医師の家系の子女だそうだ。私が入学した2005年に、アメリカ中のメディカル・スクールの1年生へのアンケートが行われ、その半数以上が、全米のトップ20パーセントの収入のある家の子女だということが判明した。

承知の通り、アメリカはゼロ円から何千億円まで、年収格差が非常に大きい国だ。そのトップ20パーセントということは、とてつもない大金持ちの家の子女がメディカル・スクール生の半数以上を占めているというのだ。学費の安い州立など公立大学のメディカル・スクール（学費年間3～4万ドル。自国民優先で、外国籍の者を受け入れていない）ももちろんあるが、すべてのメディカル・スクールを含んだ統計だそうだ。

果たして、ジョージタウン大学メディカル・スクールも、まさにそうだった。そのような金持ち家系ではまったくない私は、ぶったまげた。

4年間の学費、26万ドル（約2600万円）。ワシントンD.C.のアパートの家賃は高く、生活費も半端なくかかる。大学卒業までさんざんかじり続けた親のスネだが、26歳になって再び、「すべてお願い」と頼もうとは思わなかった。というか、親の経済ももうさすがに限界で、学費ローンを申請した。アメリカに、日本のような公的な奨学金制度はないが、国が保証する民間の学費ローンの会社は山のようにあって、選ぶことができる。

助かった。

生活費だけは、あと4年間親に甘えることになり、メディカル・スクール生としての生活が始まった。すると、クラスメートの半数以上が、大規模な事業家など大金持ちの子女で、ぶったまげたわけである。

彼ら彼女らには、大金持ちの子女であるからこそ、エジプトに別荘があるとか、家にジェット機があるとか、親が何人もの養子を迎えていてきょうだいが多いとか、豊かな経験を持つ人が多く、すごいなあと思った。そして、少しひがみそうになった。

ところがじきに、ひがんでいる場合ではないと気づく。残り半数弱の学生の中にとても刺激的な人たちが含まれていたからだ。

アメリカにはアファーマティブ・アクションの制度がある。ジョージタウン大学のメディカル・スクールには、少数のグループに属する人や経済的に恵まれない人を優先的に入学させる枠があり、半数弱が、私のような中流の経済の家の者に加えて、とても貧しく懸命な人で占められていた。彼ら彼女らから、私は大きな励みをもらった。

たとえば、ミャンマーから中国に移り、難民としてアメリカに来た人。幼い頃にアメリカに来たらしいが、両親が苦しい思いをして暮らしてきて、今も英語を話せない。ずっと両親の通訳をしてきたと言っていた。南米や南アジアからの渡米者で、やはり両親の苦労を見てきたという人も、何人かいた。

圧巻は、とても仲良くなったヒスパニックのレーダーだ。彼の大きな体は筋肉隆々で、腕や胸など体のあちこちにタトゥーが入っていた。見るからに怖そうだったが、物を落としたらすぐに跪《ひざまず》いて取ってくれる心優しい人だった。

「君の外見の怖さと、心優しさのギャップは何？」と聞いて、その答えにびっくりした。レーダーは25歳だったが、小さな頃から親も親戚もいず、食べていくためにモノを盗んだり、ドラッグを売ったり、犯罪をして暮らしてきて、少年院や刑務所にいるほうが長かった。最後に刑務所に入ったのは、親友が目の前で銃撃されて死んだとき、その犯人にされたからで、冤罪だったという。

刑務所で、彼の話を真剣に聞いてくれた医師から、「君は親友が殺され、罪を着せられ、絶望しているだろうが、世界中にはもっと絶望している人がいっぱいいる」といった話を聞いたのがきっかけで、その医師のような人になりたいと猛勉強を始めた。高校に行っていないため、大学入学検定試験を受けてコミュニティー大学に入り、卒業してメディカル・スクールに来たということだった（彼は、自分のいたロサンゼルスのスラム街のクリニックで働くことを希望していたが、卒業後にその夢を叶えた）。

アメリカの医師免許

大金持ちの子女も、アファーマティブ・アクションの入学生も、米国医師免許試験（USMLE＝United States Medical Licensing Examination）の合格を目指すという目的は、まったく同じだ。入学するや否《いな》や、息つく暇もなく、医師免許試験の合格を目指す勉強が始まる。

同学年は200人。23歳から31歳で、およそ男女半々だったが、そのつきあいは日に日に濃くなった。朝8時から夕方6時まで、1時間50分の授業を毎日一緒に受ける。そして夕食をとった後、夜中の12時まで図書館で一緒に勉強した。つまり、睡眠時間以外のすべての時間、顔を合わせているのだから、親しくなるのは自然の流れだ。

日本の医学部と違って、アメリカのメディカル・スクールは大学院なので、すべてが専門教育である。

私の学んだジョージタウン大学メディカル・スクールでは、1年生の頃から基礎医学（解剖学、生理学、病理学、細胞学、薬理学、生化学、微生物学など）と臨床の両方を学ぶという形で、習い始めたばかりの診療の仕方を、大学と提携するクリニックで指導医の下に実際の患者さんを診ながら身につけていく。

診療に必要なコミュニケーション・スキルやＥｔｈｉｃｓ（倫理、道徳原理）も、座学と臨床の両方で学ぶ、という方法がとられた。３年目には内科、外科、小児科、産婦人科、精神科、救急などの必修科目を、４年目には将来自分が希望する専門科を重点的に回るというカリキュラムだ。

日本では、医学部卒業後に初期研修というのが２年間あり、そのときに各科を回るが、アメリカではそれをメディカル・スクールの３年生、４年生で行うのである。そして、メディカル・スクールを卒業後、研修医になるときには、すでに自分が何科に行くかを決めて、研修先を選ぶ。

医師免許試験は段階別に３つある。１つ目は、基礎医学分野の知識を問う問題が出る。２つ目は、臨床の知識と技量が問われ、模擬患者さんを診察する実技も含まれる。メディカル・スクールを卒業する時点で、以上２つに合格していないといけない。１つ目が特に大事で、その点数で研修先が決まり、２つ目まで合格すると、研修に行くことができる。

そして、一般的には卒業後の研修１年目（インターン）を終えると、３つ目の試験を受ける。それに合格すると、完了する。

日本と同じく医師免許はアメリカでも国家資格だが、異なるのは州単位の登録制であること。3つ目の試験に合格した後、自分が働きたい州政府（State Medical Board）に申請しなければ、取得できない。たとえば、ニューヨーク州とカリフォルニア州で働こうとすると、両方の州それぞれに申請しないといけない。しかも、取得が有料（州によるが、5万円～10万円ほど）で、車の免許と同じように、有効期限（州によって1年～3年）があり、継続するには更新も登録料も必要だ。

私は、2009年にメディカル・スクールを卒業し、3つ目の試験も最短で合格することができた。

ニューヨークの病院で、救急科と内科のレジデント（研修医）およびフェローシップ（専門医研修）を合計5年間経験し、認定試験（Board Certification Examination）に合格して両科の専門医になり、2014年に35歳でハーバード・メディカル・スクールに来た。

そして、ハーバード系列のブリガム・アンド・ウィメンズ病院で、研究フェローシップを2年間務め、高度な臨床研究を行うためのスキルを身につけた。そのフェローシップ中はブリガム・アンド・ウィメンズ病院救急部の指導医を務め、併行してハーバード公衆衛生大学院で公衆衛生学の修士を取得した。公衆衛生学の修士は、国のため、世界のためにアカデミックな次の医療を作っていく医師が取得する王道だ。それをもって2016年に、ようやく私のトレーニングがすべて完了した。

助教授に昇格したのは、昨年（2019年）。終末期医療を研究し、ブリガム・アンド・ウイメンズ病院救急部の指導医をしている――というのが、その後の私の経歴だ。

なお、日本の大学の職階は「教授＞准教授＞講師＞助教＞助手」だが、ハーバード・メディカル・スクールの職階は「教授＞准教授（Associate Professor）＞助教授（Assistant Professor）＞インストラクター（Instructor）＞レクチャラー（Lecturer）」だ。そのため、助教授の私は、日本の職階に単純に置き換えると講師と思われるかもしれないが、それは的《まと》を射ていない。

ハーバード・メディカル・スクールは、世界医科大学ランキング（学術的評判、雇用者の評判、論文ごとの研究引用、科学者または学者の論文の生産性と影響の測定による）世界1位で、2018年の統計によると、全教員数が9489人を数える。内訳は、教授1250人（13％）、准教授1460人（15％）、助教授2711人（29％）、インストラクター3828人（40％）、レクチャラー240人（3％）。論文や取得する研究費が評価されて昇進が決まる。ハーバードの助教授が他の大学に移れば教授だし、スタンフォード大学の教授だった人が移ってきて、ここでは准教授の人も身近にいる。そういう特別な職階の中での肩書なのである。

なぜ、私が救急科と内科を専門としたか。なぜ、終末期医療を研究しているか。それらについて記そうと思う。

南アフリカ

救急科と内科の両方を専門にしたのは、メディカル・スクール時代に、途上国で働く医師になりたいと思ったのが、そもそもの発端だ。

メディカル・スクールは、先に書いたようにカリキュラムがびっしり詰まっているが、最初の1年を終えると、7週間の夏休みがやって来る。その夏休みに何をして過ごすか。1つ目の医師免許試験に高得点を取ることを目指して勉強する人もいれば、専門研究に専念する人、ゆっくり休む人もいる。さまざまなのだが、私は医学生ならではのことをして過ごしたくて、6週間南アフリカに行った。

第1に、行ったことのない国へ行ってみたいという単純な理由からだ。それまでに海外で行ったことがあった日本以外の国は、高校時代の友だちがいる香港、韓国、台湾だけで、いわゆる途上国に足を踏み入れたことが一度もなかった。

南アフリカは、人口約5800万人のうち黒人が79パーセントを占める。アパルトヘイト（人種隔離政策）が完全撤廃されたのは1994年だが、わずか9・6パーセントの白人が全土の7割以上の土地を持っていて、黒人・白人間の経済格差が依然大きい。2020年ですらこの数字なので、私が行った2006年の人種間経済格差は、もっと大きかったはずだ。

アパルトヘイト時代の弊害が色濃く残り、エイズが蔓延《まんえん》しているということ。一方、経済成長をしていて、アフリカ全体を牽引《けんいん》している国でもあると、知識としては持っていた。医療面では、世界初の心臓移植を成功させたクリスチャン・バーナード医師（1922〜2001年）が有名だ。だが、南アフリカには国立の医科大学が8校あるだけで、私立は1校もない。エイズが蔓延するなか、医師不足が叫ばれていた。

私は、エイズの研究所で働いた経験がある。調べれば調べるほど興味がわき、エイズの研究所のボス、ブルース・ウォーカー氏からのつながりで、私のような医学生を受け入れてくれる医師を紹介してもらい、飛んで行ったのだ。

滞在したのは、南アフリカ最大の都市・ヨハネスブルグから800キロほどのダーバンという町だ。高級リゾート地としての歴史があり、海沿いには大型のリゾートホテルが立ち並んでいる。2010年にはワールドカップの会場の1つとなったので、今は広域な整備も進んでいるだろうと思うが、私が行ったのはなにしろ2006年だ。

「はい、じゃあ、郊外の町の診療所に行ってください」

南アフリカ在住のアメリカ人医師にそう言われて、ダーバン郊外の田舎村に案内された。そこには、目を疑うようなクリニック——掘っ建て小屋が建っていた。中にはレントゲンもCTもなく、空っぽ。看護師がいて、ときどき医師が来るというところだ。

着の身着のままといった感じの貧しい人たち100人以上が、朝6時から列をなしていた。白人、アジア人は一人もいない。全員が黒人で、ほとんどがエイズに罹患した人だった。中には、「2日間歩いてここへ来ました。昨日の夜は道に寝て、日が上がってから歩きました」という人までいて、私は腰を抜かした。

もっとも、現地の看護師に「病気になると、病院ではなく祈祷師《きとうし》のところへ行く人がいまだに多い」と聞き、クリニックに来ただけでも褒《ほ》めてあげたいと思ったものだ。英語を話せる人は稀で、現地語が堪能な看護師に通訳をしてもらいながら、患者を診た。

エイズ（aids=Acquired Immunodeficiency Syndrome）はＨＩＶ（Human Immunodeficiency Virus＝ヒト免疫不全ウイルス）に感染することで引き起こされる。性行為による感染が多いが、注射器の使い回しなど血液を介する感染や、母乳を介《かい》する母子感染もある。ＨＩＶに感染後、適切な治療を受けないと、免疫力が低下し、正常な免疫力を持つ人であれば問題になることのない感染症を発症したり、悪性疾患を引き起こしたりするのである。

診察は、患者のバックボーンを聞かなければ始まらない。

掘っ建て小屋のクリニックで、女性の患者さんたちに「家族は？」「きょうだいは？」と問うと、こんな答えが返ってくる。

「12歳くらいのときに、お父さんに売られました。逃げようとすると、撃たれました。そのときにエイズになりました」

「もの心ついたときに、お父さんもお母さんもいませんでした。おばあちゃんと暮らしています」

「きょうだい8人くらいでしたが、私以外はみんなエイズで死にました」

「小さいとき、お母さんが私を連れて心中を図り、私だけ生き残りました」

21世紀の同じ地球上に、こんなところがあったのか、こんなにも気の毒な人たちがいたのかと、ショックを受けまくった。症状的に、もう少し早くクリニックに来ていたら、助けてあげられたのにと思える人も、少なからずいた。お葬式が頻繁に行われていた。

彼女らが、どんなところでどんな暮らしをしているのか、想像を絶したが、あらゆる情報に閉ざされているのかといえば、そうでもなかったようだ。

「先生、ジャッキー・チェーン？」

「先生、テレビで見たよ」

と、幾人かから言われた。テレビが普及していてハリウッド映画が届いていたのだ。たぶん、彼ら彼女らがアジア人を現実に見るのは私が初めてだったのだろうと思う。

そのクリニックの次は、ダーバンの市街地に近いタウンシップ（旧黒人居住区）の中のクリニックに行った。そこがまた激しかった。

現地のドクターの家に泊まらせてもらったが、特に治安の悪いエリアにあったわけではないのに、窓には鉄格子が張られ、電気が流れていた。

「太陽が沈んだら外へ絶対に出ちゃダメ」

と念を押された。昼間はクリニックに詰めるから、街を歩く時間がない。初めて来た街を味わうには、普通の人たちが普通に過ごしているところに行くに限る。多くを望まないとしても、せめて街を歩いてみたかったが、

「夜、外に出ると、命の保証ができない」

とまで言われたので、私は、「はい、分かりました」と答えなければならなかった。

言いつけを守って良かった。滞在中、アジア人を一人も見なかった。もしも私が夜に外をうろうろしたなら、一発で殺されていたのではないかと思う。

なぜなら、タウンシップの中にあったクリニックに来た患者の外傷率が、おそろしく高かったからだ。しかも、単にケガをしたとか、ケンカをしたとか、そういったよくある外傷ではなかった。

たとえば、腕に血が吹き出ている、手首から先が斬り落とされていた患者。

「通りすがりの人に急にやられた」

と言う。

買い物をした袋を下げて街を歩いていると、その袋を盗ろうとする一群が近づいてきた。あっという間《ま》に、下げていた手ごとナイフで切り取り、袋をつかんで走り去られたのだという。

むちゃくちゃだ。
ギャングに殴られ、顎の骨を折って来た患者や、頭から血を流して来た患者もいた。
またしても、地球上にこんな街があったのか——である。

検索すると、その頃、ダーバンは、南アフリカでヨハネスブルグ、ネルソン・マンデラ・ベイに続いて3番目に治安が悪い街だということだった。世界では、50番目という統計も出てきた。自分が日本とアメリカでのほほんと暮らしてきた〝あまちゃん〟だったと思い知る。

南アフリカでは、偶然に、アメリカ政府から「エイズ大使」に任命されて赴任していたマーク・R・ダイバル氏と出会い、彼に、他にもいくつかの悲惨なクリニックを案内してもらうという幸運にも恵まれた。

滞在の終盤には、掘っ建て小屋のクリニックと、タウンシップのクリニック、そしてエイズ大使の案内のおかげで、ずいぶん悲惨な状況をこの目で見ることができたのは、私の将来への暗示かもしれないと思えた。

アメリカに帰って、夜、ガソリンスタンドで車の外に出て給油したとき、ここはなんて安全なんだろうとひしひしと思った。南アフリカでは、誰かに不意に襲われないかと、いつもドキドキして給油していたからだ。空を見上げる。同じ空の下に南アフリカもある。他の途上国もある。悲惨な境遇の人たちがいっぱいいる。そうした人たちに、微力でも役立つ医師になれたらすごいじゃないかという気持ちがむくむくと湧き上がってきた。

そして思ったのだ。「途上国にクリニックを開き、一人でなんでも治療できる医師になろう」と。そのための最強の専門は、内科と救急科だったのだ。

ワシントンD.C.サウスウエスト地区

南アフリカと状況は違うが、ジョージタウン大学メディカル・スクール時代に、ワシントンD.C.でも想定外な体験はいくつもした。

ワシントンD.C.は、アメリカの首都でありながら、医療格差が非常に激しい町だ。国会議事堂を中心に、ノースウエスト（Northwest＝北西地区）、ノースイースト（Northeast＝北東地区）、サウスウエスト（Southwest＝南西地区）、サウスイースト（Southeast＝南東地区）と四つの地域に分けられる。ジョージタウン大学が位置するノースイーストは、病院や大使館、ホワイトハウスもあって安全で裕福な地域だ。対して、サウスイーストは、住民のほとんどが黒人やヒスパニックといった貧困層だ。私がメディカル・スクールの学生だった2005年～2009年には、サウスイーストには病院が一つもなく、エイズの発症率がアメリカで一番高いという状況だった。

お金と保険があれば、世界最先端の医療を受けることのできるアメリカだが、働く病院の環境によって、提供できる医療の範囲が大きく変わってくることを、私は身をもって知ることになる。

臨床教育を受けたうちの一つが、医療過疎地（medicaly underserved area）のクリニックだ。「医療格差」について授業でよく聞いたし、興味があったから志望した。

当初、「過疎」というのだから、都市部から離れた田舎町のクリニックだろうと想像したが、違った。指定されたユニティ・ヘルス・ケア・クリニックは、サウスウエスト地区にあり、ジョージタウン大学から車で15分足らずの場所にあった。

このクリニックは、それまでに臨床医療に加わっていたメディカル・スクール系列のワシントン・ホスピタル・センターとはまったく異なる雰囲気だった。

ワシントン・ホスピタル・センターには、小ぎれいな待合室にテレビや雑誌が置かれ、患者のほとんどが白人だ。受け付けから診察に呼ばれるまでの時間は短く、何より患者たちの「生活の余裕」を感じさせる雰囲気が漂っていた。

対して、ユニティ・ヘルス・ケア・クリニックの待合室は電球が切れそうなくらい暗く、黒人の患者が廊下まであふれ、長い順番待ちをしていた。そして、子ども（小児科診療に来たか、あるいは患者である親に連れられて来たか）で、ごった返していた。

ジョージタウン大学メディカル・スクールの教育は、学生一人が患者を問診・診察・診断した後、同じことをもう一度指導医と繰り返して学習するという方法がとられた。

ある日、私は、ユニティ・ヘルス・ケア・クリニックで、いつものように診察室に一人で入り、30代の黒人男性の問診に取りかかると、たちまち難題にぶつかった。

第1の問題はコミュニケーションだ。同じ英語を話していても、貧困層の黒人の英語は、イギリス人のアクセントの英語を聞き取るくらい分かりづらい。単語も語順も、私たちの英語と違う。この男性患者は、自分の症状を〝like shooting some bad shit up〟と表現した。「質の悪いマガイモノを鼻から吸ってしまったようだ」というニュアンスだろうか。私は、その表現を耳にしたとき、彼がどういう症状を訴えているのか解さなかった。

コカインなどのドラッグを鼻から吸う習慣がある人たちは「吸って試す」という行動をし、場合によってはマガイモノを吸って、想像していた効果はなく、痛みだけが残ることがあるそうだ。〝like shooting some bad shit up〟の表現はそういうところからきていると知り、「副鼻腔の圧迫感」を訴えていると分かるまで、時間が必要だった。

さて、その患者から、頭痛と発熱があって、風邪の症状が悪化しているらしいことをようやく聞き出し、診察を経て、急性副鼻腔炎だと分かった。コミュニケーションに苦労しながらも、症状の発生から悪化までの経過を聞き出すことができ、教科書通りの所見が取れたことに満足した。

少し専門的な話になる。急性副鼻腔炎の治療薬は通常はアモキシシリンだが、私はこの地域の急性副鼻腔炎の原因微生物の約25パーセントは抗菌薬耐性を持つことを学習していたので、アモキシシリン＋クラブラン酸の配合剤（商品名オーグメンチン）のほうがベターだと判断し、「良い評価をもらえるだろう」と期待して指導医にプレゼンした。

しかし、指導医は私にこう言った。

「君はこの患者がお金をいくら持っているか聞いたかい？　保険は何を持っている？　その薬――オーグメンチンの処方は、この患者にとってベストとは言えないな」

裕福なエリアのクリニックと違って、この地域のクリニックの患者は無保険者がほとんどで、処方薬を買うときに保険会社によるディスカウントが利かず、定価を支払わなければばならない。私が処方しようとしたオーグメンチンは80ドルもするから、この患者が薬を買えない可能性が非常に高く、本当の意味で患者のためにならないというコメントに、目からウロコが落ちた。

そして、指導医は、ウォールマート（薬局を持つ大型ドラッグストアチェーン）の「4ドル処方リスト」を紹介してくれた。ウォールマートなどでは、ジェネリック1カ月分を4ドル、3カ月分を10ドルで提供している。

私は、「4ドル処方リスト」の中にアモキシシリンが載っていることを確認し、今から私が書く処方箋をウォールマートに持っていくと買えると、システムを患者に説明した上で、患者の自宅から車ではなく徒歩かバスか電車で行くことのできる、最寄りのウォールマートの地図をプリントアウトして渡した。

「患者が最後までやり通せるように指示してあげなくちゃ何にもならないんだ。この地域の患者は、何かひとつうまくいかなくなると気力を失って、何もしなくなるから」と、指導医は説明してくれた。

所持するお金の問題に加えて、インターネットへのアクセス環境を持たない人が、ドラッグストアにたどりつけるかという問題もある。貧困地域では、「この保険を持った（もしくは持っていない）患者にとって、最も効率の良い診断や処方の仕方は？」と考えながら診療に当たらなければならないのだ。

「医療過疎地」の「過疎」が指すのは、辺鄙《へんぴ》な地のことではなく、医師が少ないことである。

多くのアメリカ人医師は、こういった医療過疎地で働きたがらない。「普通」の地域の一般病院やクリニックで働くより、圧倒的に数多くの患者を診なければならない上に、報酬も低い。さらに、言語やカルチャーの面で避けようのない壁が存在し、士気が下がるからだ。

それには、四つのポイントがある。

一つは、治療が虚《むな》しいこと。たとえば、貧困地域には重度の糖尿病、肥満、高血圧など生活習慣病患者が目を見張るほどたくさんいる。その人たちに食事療法や運動療法を勧めても、甲斐がない。患者らは、そういったことの必要性を認識しづらい環境で育ってきているために、意識を変えることがとても難しいのだ。ヘルシーな食品を手に入れることがかなり困難だし、治安が悪いために屋外に出て運動すること自体に無理もある。

二つ目は、若い患者の性感染症を診ることがやたら多く、幅広い疾患を診ることができないこと。

三つ目は、子どもの患者に性的虐待の痕跡が残っていることも少なくなく、医師の力では解決できない問題に直面すること。医師の心的ストレスも相当なものになる。

四つ目は、薬や検査の処方・オーダーの難しさだ。貧困地域には、公的保険であるメディケイド（低所得者が対象）の人が多い。むやみにコストの高い治療や検査が行われないようにする目的で、薬や検査の処方・オーダーの前に、保険者から仮認定（pre-authorization）を取る必要があるのだが、メディケイドやメディケア（65歳以上の高齢者や障害者が対象）の患者層を対象にしていると、この仮認定に常に悩まされる。

あるとき、未熟児として生まれてきた生後5カ月の乳児にパリビズマブ（Palivizumab＝抗ウイルスのモノクローナル抗体＝高価だが、アメリカ小児科学会が推奨している）を処方するため、私の指導医は保険者に電話で許可を求めた。しかし、2時間待たされることになった。その間にも待合室の患者が増える一方なので、私も交代で電話番をした。

エビデンスがある薬を使うことが困難であったり、必要と判断した検査がオーダーしにくいという制限が多かったりするのだ。先述した急性副鼻腔炎の黒人男性患者の処方薬のことも、これに当たる。

大都市ワシントンD.C.のこうした「医療過疎地」での体験も積みつつ、やはり私は、途上国の医師になるために内科と救急科の両方を専門にしようという思いは揺るぎなかった。

ニューヨーク　クイーンズ区

ダブル・レジデンシーの研修プログラムを持っている病院は少ない。比較的多いのは、内科と小児科が合わさったプログラムで、それでも全米で30病院ほどだった。

私が希望する内科と救急科が合わさったプログラムを持っている病院は非常に少なく、私がメディカル・スクールを卒業した2009年には全米でわずか10病院しかなかった。それほど門戸が狭かったが、必死で願書を書いてアプローチし、第1希望の病院に入ることができた。

ニューヨーク市クイーンズ区にある、ニューヨーク・アルベルト・アインシュタイン医学校付属ロングアイランド・ジューイッシュ・メディカルセンターという病院だ。

クイーンズ区は、ロングアイランドの西端に位置し、JFK国際空港もある区だ。区の中心地からマンハッタンまで地下鉄で40分くらいだったと思う。

最大の特徴は、移民が多いことだ。区の人口約230万人の半数に近い約106万が移民で、ヒスパニックが一番多いが、アジア系、アフリカ系、ユダヤ系など、ありとあらゆる多種多様な人種・民族の人が住んでいる。経済的に恵まれない人が密集するエリアもある。

犯罪率も高ければ、救急車の出動件数も半端なく多い。そのために、私には、願ってもない臨床経験の場だったから希望したのだ。コロナ患者にさんざん行った気管支挿管を初めて行ったのも、もちろんこのときだ。

内科の臨床現場は、ある程度想像できるだろうか。

しかし、救急科は、第1章にも少し触れたように、日本の救急科と大幅に異なる。救急科は「あらゆる救急疾患を診断し、初期治療を施すことを目的」とする救急体制が敷かれている。

アメリカも1960年代までは、救急を担当する医師は「病院の当直医」だった。これだと、たとえば眼科医師がその日の当直で救急担当だった場合、内科で緊急を要する患者に対応しきれない可能性が高い。加えて、救急患者数の増加に伴い、病院の当直医だけではすべての患者を診きれない状況が増えてきたため、「ER型救急医」を育成する研修制度を作ろうとする動きが始まり、1979年に専門医の1つに「救急救命医」が認定された。そのような経緯がある。

お腹をナイフで刺されたなど外傷の患者、心肺停止などの重症患者が次々と来る一方、インフルエンザや風邪、捻挫《ねんざ》、軽い腹痛など軽傷の患者も来院する。ロングアイランド・ジューイッシュ・メディカルセンターには、救急患者がひっきりなしにやって来た。

移民の多いクイーンズ区だからこそ遭遇するケースがある。

「私はこれから何のために生きていけばいいの?」――。22歳の女性患者マリア（仮名）の言葉と頰を伝う涙が、今も忘れられない。

マリアは、メキシコからの不法移民で、いとこの助けを得てニューヨークにたどり着いた女性だった。

そのマリアが「持病の喘息」で呼吸困難を起こした。近場の病院に運び込まれたとき、酸素飽和度が82パーセントだった。緊急に気管挿管され、ICUで治療が開始されたが、酸素飽和度が上がらないので、エコー検査をしたところ、アイゼンメンジャー症候群（生まれつきの心臓疾患のせいで、血液の流れ方の異常が生じ、そのダメージが肺血管に蓄積し、肺の血圧が高くなる状態）が発見され、心臓手術のために私の勤務していたロングアイランド・ジューイッシュ・メディカルセンターに搬送されてきた。

小児心臓手術も手がける心臓外科医のドクターによると、「すでに心臓が成長しすぎていて、手術による治療は不可能だ。薬剤に頼るしかない」という状況だった。小児循環器科のドクターが投薬をして、なんとか人工呼吸器から離れることができるようになったものの、マリアは自分の状態がよく分からない。人工呼吸器から離れることができても、座っているだけで酸素飽和度は85パーセントに下がり、トイレまで歩くのが精いっぱいというありさまだった。

マリアの言語はスペイン語で、英語を話せない。スペイン語を話せない私は、毎日、通訳の電話を間に挟んで会話した。私が担当するまで、自分の病気について説明されていなかった彼女に、辛かったが、何度も何度も同じことを噛んで含めるように話した。

「あなたの病気は喘息ではなく、心臓の問題です。治ることはないし、これからもっと悪化する可能性が高いでしょう」と。

法を犯してまで、安定した生活を夢見て渡米してきた22歳の彼女にはどれだけのショックだったか、計り知れないと思う。

「現実問題として、これからどうしていくか」という話になり、次から次へと難しい課題が出てくる。

「歩くだけでも（酸素飽和度が落ちて）息ができなくなるのに、どうやって生活したり働いたりすればよいの？」

「働けなければ、どうやって月に数千ドルもする薬を買うの？」

「薬がなければ、どうやって生きていけばいいの？」

私には答えようのない質問ばかりで、自分の無力さを痛感した。

私にできる最大の協力は、製薬会社に手紙を書いてマリアの状況を説明し、薬を無償提供してもらうことだけだ。こうした医師からの要請は、製薬会社にとってPRになることもあり、末期疾患患者や無保険者のためにアメリカでは珍しいことではないのである。

製薬会社から薬の提供に成功したのち、私はマリアにこう説明する必要があった。

「今後も薬を飲み続けなければなりません。副作用として催奇形性があるので、今後妊娠することは残念ながらできません」

「じゃあ私はこれから何のために生きていけばいいの？」と、静かに泣き出した彼女に、私はかける言葉が見つからなかった。

お金も身寄りもない彼女は、これからどうやって生きていけるのか。私は解決の糸口さえつかめない。医師として、彼女にしてあげられることは他にないのか。私は葛藤《かっとう》で頭がいっぱいになり、途方に暮れるしかなかった……。

ひるがえって考えると、こうした不法移民が重病を抱えている場合、その医療費のほとんどすべてをアメリカ国民が税金で支払っているといって過言ではない。医療をとりまく状況は複雑である。

ニューヨークの医療者の間で、〝fresh off the boat patient（外国から移住してきたばかりで、移住先の文化や慣習、言語に不慣れな患者）〟という表現が使われる。他国で重い病気にかかった患者が、その国の医療者から「もう私たちの手には負えないので、アメリカに行きなさい」とアドバイスされ、やって来るケースが後を絶たないのだ。その人たちは、なんとかJFK国際空港に着き、ただちに救急車を呼んで病院にやって来る。即座にERを訪れ、治療は開始される。しかし、彼ら彼女らのほとんどが治療費を払わずに踏み倒す。したがって、病院がその被害を被《こうむ》り、立ちゆかなくなる。病院の赤字を補填するために税金が投入される。

マリアのケースもそうであったように、臨床医として、無保険の患者に対しても、できる限り力になろうと努力する。しかし、頭の隅に「これでまたアメリカの医療費が高くなる。自分が払った税金が……」というモヤモヤ感が生じることも、確かだ。

救急に関して、強烈な経験がもう一つある。

救急隊に同行させてもらうトレーニングを受けたときのことだ。

アメリカの救急番号は「911」である。日本では警察が110番、消防・救急が119番だが、アメリカではいずれの場合も「911」。かかってきた電話にコーディネーターが対応し、必要な機関（警察、消防、医療）へと情報が伝えられ、いち早く出動となる。

もう一つ日本と違うのは、救急車が到着する場所へは必ずパトカーも到着することだ。周りで銃撃戦が起きている場所や治安の悪い場所の場合だけでなく、すべての場所に当てはまる。

初めてのトレーニングの日、私が同乗した救急車が現場に着き、ドアを開けようとすると、

「開けるな」

と救急隊員に怒られた。先に救急車が到着した場合、パトカーが着くまでドアをロックした状態で車内で待つ。着いたパトカーから警官が降り、現場の安全を確認して「オッケー」を出すまで、救急隊員は救急車から外に出てはいけないルールなのだ。

「我々が出て行って、やられたらどうするんだ」と救急隊員が言うのはもっともで、何が起こるか分からない前提で、危険を回避しなくてはならない。すぐ横で、人が血を流して倒れていても、死んでいても、警官の「オッケー」が出るまで救急車から出てはいけないことに、私は歯がゆさを感じないでもなかった。

余談だが、救急隊に同行するトレーニングで、救急要請を受けて行った場所で一番凄《すさ》まじかったのが、島がまるごと刑務所のライカーズ・アイランドだ。未決勾留の被告や短期禁固刑受刑者らを収容する、ニューヨークのメインの刑務所である。

ブロンクス区(本土側)と、クイーンズのあるロングアイランドに挟まれた島で、クイーンズ側から橋一本でつながっている。ゲートにはマシンガンを持った巨大な守衛の男たちがいて、もうそれだけで私は背筋が寒くなった。救急隊員が、

「誰の顔も見るな」

「誰とも喋るな」

と言う。救急隊員や医師であっても、受刑者が出所したのち、「あのときのヤツだな」と突き止めて追っかけられた事件が過去に何回かあったからだそうだ。受刑者たちに差別的な目を向けることは間違っている。それでも鉄枠が施された通路を抜けていくとき、両腕を拘束される囚人服を着た男たちが大勢いて、肝《きも》をつぶさずにはおられなかった。その奥の部屋で、車椅子に乗って我々を待っていた男を救急車に乗せ、病院まで帰って来られたとき、心から「やれやれ」と思った記憶がある。

なお、ライカーズ・アイランドは、2019年にニューヨーク市議会が、2026年までに施設を閉鎖することを決めたようだ。

私は、クイーンズでいろいろな経験をするうち、「アメリカにも〝南アフリカ〟があるな」と思えてきたりした。

石巻《いしのまき》での体験

「日本語が喋れるドクター、いませんか」

そんな呼びかけが、NGOプロジェクトホープ(Project HOPE=本部は米メリーランド州)

から聞こえてきたのは、東日本大震災の1カ月半後、2011年4月下旬だ。私は手を挙げた。ニューヨークのロングアイランド・ジューイッシュ・メディカルセンターで研修中のときだった。

震災の直後から、私も被災地で何かできないだろうかと探っていたが、アメリカの医師免許では日本で働けないという法律の壁が立ちはだかっていた。アメリカなど多くの国では、緊急時にそうしたルールを暫定的に変更してすぐに外国の医師を受け入れるが、日本はそうしたことに時間がかかる国だ。

あまり知られていないが、震災後いち早くアメリカは、内部を病室に改造した巨大な空母を東北沖の海上に送り、スタンバイしたが、日本政府が受け入れなかった。そんな中で、徳洲会《とくしゅうかい》病院グループや日本医療政策機構代表理事で医師の黒川清《くろかわきよし》氏らが尽力されて、日本が外国の医師を受け入れるようになったのが、震災の約1カ月後だ。私はその情報をネットで見つけ、しかるべき人にヒアリングし、手を挙げたのだ。5月の初旬。私が全米で3番目だったらしい。

日本には、DMAT《ディーマット》(Disaster Medical Team)という、災害発生直後から活動できる機動性を備えた、ボランティアの医師、看護師らからなる医療チームがある。私は宮城県石《いしの》巻市《まき》に行き、そのＤＭＡＴの一員となって、３週間活動した。

今思い出しても、見渡す限り瓦礫《がれき》の山と化していた石巻の町の光景は、胸が張り裂けそうだ。

町の中心地から車で15分ほどの地にあった避難所を拠点に、私は２つの役割をもらった。

一つは在宅介護だ。避難所に来ずに、自宅に住み続けている人たちの家を、やはりイギリスからこの活動のために急遽帰国した看護師の黒川美恵子さんと一緒に、毎日車で回った。中には地震で傾いた家もあった。多くの家にはお年寄りが住んでいて、高血圧や糖尿病などの慢性疾患を抱えていた。避難所に行くほうが安全だし、食べ物も医療もあるのに、その人たちがなぜ家に居続けようとしたのか。「ずっと住んできた家だもの、離れられない」「ここがいいよ」と言っていた人たちだった。

「こんにちは。今日のお具合いかがですか」

と声をかける。

家の真横まで津波が上がってきた。津波で娘が流された。孫の学校の子どもたちは校庭に避難し、みんな津波に飲み込まれたが、あの日、学校を休んでいた孫だけ助かった。東京に住む息子が心配して、かけてくれた電話が翌日にやっとつながった……。

そういった被災時の事柄は、私より前に回っていた医師たちも聞き、引き継いでいたが、同じ話を繰《く》り返しする人がずいぶん多かった。私と黒川さんはひたすら耳を傾けた。何度も繰り返し話すことにより、しんどく重い心が少しずつましになっていくのだろうな、と思った。「血圧や血糖値の数字を下げることより、もっと必要なのは、話を聞いてあげることかもしれないね」と黒川さんと話したりした。

前日まで普通だった人が、次の日に亡くなっていたというケースもあった。検死に呼ばれ、私がとまどっていると、日本人の医師が「自然死ですね。私が書いておきましょう」と、いともたやすく書類を作成してくれたことも複数回あった。

もう一つの役割は、避難所での集団生活にそぐわない人——アルコール依存症であったり、奇声を発するなど精神疾患があったりして、迷惑になる人たちに入ってもらう小さな病院づくりだった。

まだ仮設住宅が十分に建っていなかった。避難所での生活も2カ月にもなると、みな疲弊してくる。当初は我慢できた、集団生活での隣人の奇行が我慢ならなくなっていた時期だった。

他の医師らと協力し、かろうじて流されなかった建物の中に、10床の病院を設けることができ、3人に移ってもらったところで、任期の3週間がすぎた。

今、振り返るに、わずか3週間だが、得難い勉強をさせてもらった。疾患の治療のみならず、とても辛い状況におかれた人、それも地震と津波という、死と隣り合わせの一瞬の災害によって状況が急変した患者さんの気持ちを思い、話を聞く。あの経験がなければ、今の私はないと思う。

これを書きながら、避難所には、医療班以外にもピースボートなどボランティアのグループがいくつもあり、夜のミーティングでその代表者が「明日朝6時から100人出します」「うちは50人いけます」などと頼もしい発言を活発にしていたことや、若い人たちが瓦礫の除去やゴミ出し、ベッド作りなどにキビキビと取り組んでいたことも思い出される。

学費ローン返済のハードル

ニューヨーク市クイーンズ区のロングアイランド・ジューイッシュ・メディカルセンターでの5年間の臨床経験によって、内科と救急科両方の専門医資格が取得できたのが、2014年。私は35歳になっていた。

当初目標の「途上国の医師」を断念した最大の理由は、大きく二つある。

「『アメリカにも〝南アフリカ〟があるな』と思えてきたりした」と先述したが、1つは、先進国のはずのここアメリカにも、医療が享受できないでいる貧困者や、理不尽な事件に巻き込まれる人たちが数多くいるということに気づいたからだ。

英語が満足に話せず、医療の情報から遠い人、病院に来ること自体のハードルが高い人、お金がなくて薬が買えない人、銃撃戦の被害に遭《あ》う人……。私が育ったようなぬくぬくとしたアメリカの裏に、途上国と変わらないそうした人たちのアメリカがあると知った。この国の地に足をつけて医師になり、ひいてはそうした人たちの医療環境改善につながる分野に身を置くのも有意義なことではないか、と思えてきたことだ。

もう一つは、途上国の医師になれば、学費ローンの返済ができないからだ。

日本の奨学金の利子はとても安いと聞くが、アメリカの学費ローンの利子は総じてべらぼうに高い。私が借りたメディカル・スクール4年間の学費は日本円換算で約2600万円だった。すなわち、メディカル・スクール卒業時に約2600万円の借金を背負っていた。しかも、その借金に6・7%もの利子がついてきた。

インターン、レジデント期間は給料が安い。メディカル・スクール3年のときに日本人女性と結婚し、子どももいた。給料がどれほど安かったかというと、当時の私たち家族の楽しみは月に1回、チャイナタウンにご飯を食べに行くことだったが、いつもチャーハンと小籠包《ショウロンポウ》しか注文できなかったほどだ。そのため、インターン、レジデント期間は、その安い給料に見合った額の返済しかできなかった。利子だけでも月に14万円を返済する必要がある中、私が返済できたのは5万円だけだった。そのため、5年間で借金額が容赦なく増え、レジデント終了後には約3000万円に膨れ上がっていた。

最大25年、返済していくことになる。私の返済額は平均すると毎月約28万円と割り出されていた。いろいろと調べたり聞いたりしたところ、途上国の医師の収入では、その額の返済が不可能と判明した。収入の大半を学費ローンの返済に当てるなら、ぎりぎり可能かもしれないが、私はそれほどの貧乏を生涯続けていく勇気はなかった。

少し説明すると、アメリカの学費ローンは、国が保証する多数の民間会社がしのぎを削って運営している。民間会社がいわば不動産株のような形で出資者を募り、学生に融資する。出資者が配当金を欲するのは当然だ。利子が、出資者にとってのいわば配当金に相当するという仕組みなのである。

利子が課せられない学費ローンもあったが、融資額が約1500万円までだったので、メディカル・スクール生には少額すぎて使えなかった。返済には、給料の何パーセントを毎月の返済額にすると取り決めるプログラムもあり、私はレジデント期間中はこれを選んで毎月返した。のちに、公的機関か非営利の病院で10年働くと、それ以降の返済が免除されるパブリック・サービス・ローン・フォギブネス（Public Service Loan Forgiveness）プログラムができた。

以上、大きく二つの理由から、公衆衛生学の修士を取得して研究を続け、この国の臨床現場での働きも続ける方向に、私は舵《かじ》を切り換えたのだ。

終末期医療

「白い巨塔」のような封建的な人間関係がなく、努力と実力で上っていけるのが、アメリカの医学界の素晴らしいところだと思う。２０１４年、私はまさかのハーバード大学メディカル・スクールに籍を得ることができ、終末期医療の臨床研究者になった。

ワシントンD.C.とニューヨークの臨床現場で、さんざん救急患者を診てきたなか、もちろん救急で手当てしてよかったと思えるケースが多いが、治らない可能性が99パーセントだと分かっていながら気管挿管などの処置をしなければならないケースも少なくなかった。

たとえば、交通事故で運ばれてきた場合であるとか、老人が重度の肺炎に陥《おち》った場合であるとか、もはや患者本人の意思確認ができないケースだ。「気管挿管しますか、しませんか」と、素早く家族に連絡が取ることができれば、まだいい。連絡が取れなければ、私たちが救急の決まりに準じて、処置を行う。私たちは、その処置にエネルギーを使い、スキルをもって処置としては成功する。しかし、管につながれた最重症者や老人は、目を覚ますことなく何日間か物理的にのみ命を長らえ、死んでいく。

回を重ねるにつれ、それが当たり前であることに、私は懐疑的になった。私たち医師のミッションは患者を助けることなのに、助けられないことを知りながら処置にエネルギーを使うのが仕事なのか。一方、患者はそうした延命処置を受けることを望んでいたのか。そして、家族は一連の流れを享受することに共感し、納得できたのか。

第2章の「死なせてもらえない」の節に書いた「モルスト」の記述（MOLST＝Medical Orders for Life-Sustaining Treatmentの略、「尊厳死の権利を主張して、延命治療の打ち切りを希望する」などの意思表示）は、一つの解決策だろう。

しかし、これとて完璧な解決策ではない。意思ある限り、訂正ができるが、作成後に訪れた不慮《ふりょ》の事態が、本人が想定したケースに該当するかしないか。患者のモルスト自体を家族がきちんと認知しているか。さまざまなハードルがあるからだ。

また、患者の意識の有無《うむ》にかかわらず、家族が患者の状況を正しく理解できるかという問題もある。医師が専門用語を用いて病状説明をし、家族が理解したとみなすのは、思い上がりだと思う。患者や家族が、言語や理解力、経済力にハンディキャップのある層なら、疑問を通り越し、明らかに間違いなのではないか。

強くそう思ったため、その根本をなす終末期医療をテーマにしたのだ。

もっと言えば、個人的なことだが、実は臨床に携《たずさ》わりながらいつも頭に巣食っていたのが、祖母の最期のことだ。

メディカル・スクール3年生のときに、大阪の祖母を亡くした。祖母は祖父の好物だったカツレツを作っているとき、油で両足に軽度の火傷《やけど》を負って入院し、入院2日後に広範性の肺塞栓症（massive pulmonary embolism＝PE）に陥り、気管挿管された。私がワシントンD.C.から駆けつけたときには、無残にももう播種《はしゅ》性血管内凝固症候群（disseminated intravascular coagulation＝DIC）に陥っており、強心薬の投与を止めると数分で心臓は脈打たなくなった。祖母は79歳だったが、ほんの数日前も自分で車を運転してゴルフに出かけるほど元気だったので、想像もつかない突然の最期だった。

日本の病院の医師たちは親身になってくれていたようだったが、果たしてこの最期を祖母が望んだだろうか。意思決定ができていたら、どうだったんだろう。私が到着する前、家族が気管挿管することにサインするとき、医師から受けた説明で結果が望めないことをどの程度理解できていたのだろうか……。

祖母にしてあげられなかったことを、代わりに他の人にしてあげなければ、という気持ちもあった。

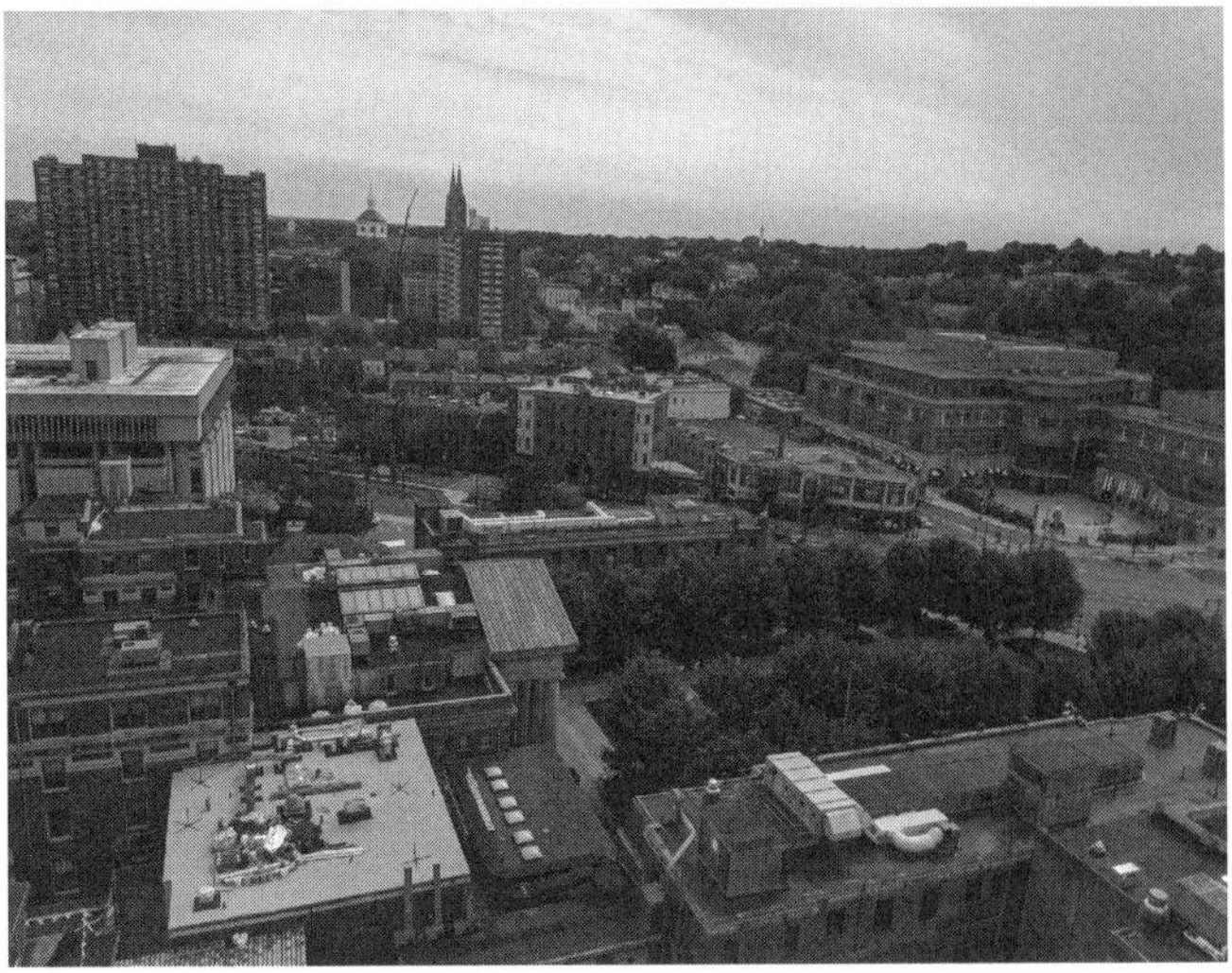

13階の私の研究室の窓から。病院やハーバード公衆衛生大学院の建物を望む

第4章

日本とはこんなに違う、アメリカの医療

アメリカの医療の仕組み

アメリカの医療制度を、日本と比べながらお伝えしたい。

単純比較はできないだろうが、日本と比べて優《すぐ》れていると感じる面も、劣《おと》っていると感じる面もあると思う。後手《ごて》に回ったが、コロナ禍に私が詰めたブリガム・アンド・ウィメンズ病院の状況の素地として読んでもらえたらと思う。

2020年現在、アメリカ病院協会によると全米に6146病院がある。内訳は、国立病院が209（約3％）、州立病院が965（約16％）、ノンプロフィット病院（非営利病院）が2937（約48％）、プロフィット病院（営利病院）が1296（約36％）、国立と州立以外の精神病院が616（約10％）、そのほか123（約2％）だ。

日本の病院数は、厚生労働省の統計では8313（2019年）。そのうち公設病院が約20％、民間非営利病院が約80％とのことだ。

数だけ見ると、病院数は日本のほうが多い（日本の病院数は世界一）が、アメリカでは急性期の患者を扱う病院だけがカウントされており、日本の数字には慢性期や療養期の患者を扱う病院も含まれているので、正しく比較することは無理だろう。それに、日本では20床《しょう》以上あれば病院と定義づけられているが、私はアメリカで20床だとかの病院をこれまで一度も見たことがない。アメリカで何床以上のところを病院と呼ぶのか、その定義付けがないが、少なくとも日本の病院の概念より床数が多いと思う。

人口1000人当たりの病床数は、アメリカが3・3床、日本が14・4床との統計がある。これも、日本のほうが圧倒的に手厚く病床が用意されているように読み取れる数字だが、先に書いたように、急性期の患者のみを扱う病院のカウントか、慢性期や療養期の患者を扱う病院もカウントに入れているかで、「病院」が意味するものが日米で異なる。日本の場合は医療目的でなく、介護目的で利用する「社会的入院」の患者も多いため、人口あたりの病床数が多くにカウントされているようだ。したがって、この比較も意味がない。

WHOのホームページによると、アメリカの医師の数は83万5987人（2016年）、日本の医師の数は30万8105人（同）である。大雑把には、日本では小さな病院に少人数の医師が振り分けられて働き、アメリカでは大きな病院で大人数の医師が働いているということは言えると思う。例えば我がブリガム・アンド・ウィメンズ病院には外来と病棟を合わせて、指導医が1800人いるが、この規模の病院は日本には見当たらないのではないだろうか。

アメリカでは、病気になったりケガをしたりしたら、通常はまず、近所でクリニックを開業する「かかりつけ医」であるプライマリ・ケア医を予約して受診する。

プライマリ・ケアとは、アメリカ国立科学アカデミーの定義によると「患者の抱える大部分の問題に対処でき、かつ継続的なパートナーシップを築き、家族および地域と言う枠組みの中で責任を持って診療する臨床医によって提供される、総合性と受診のしやすさを特徴とするヘルスケアサービス」のことである。

「プライマリ」は「主役」の意味だ。言うまでもなく、地域の医療を担《にな》う重要な役割を持っている。ただちに生命の危険がない新規患者を診察していて長期的な健康サポートをする。

つまり、平たく言えば、すべての科を網羅《もうら》し、広く浅くどんな疾患にも対処できる医師である。プライマリ・ケア医は、必要に応じて病院に紹介する。

日本では、まだプライマリ・ケアという呼称が知れわたっていないと聞く。「かかりつけ医」を持っていて、例えばそれが内科医だとすると、ほとんどの患者が症状によって皮膚科、耳鼻咽喉科など他科も利用するのではないだろうか。アメリカではプライマリケア医が総合的に診る。2010年に一般社団法人日本プライマリ・ケア連合学会が立ち上がり、総合医研修プログラムも始まっているので、そう遠くなく、かかりつけ医がプライマリ・ケア医になる日がやってくるかもしれない。

話を戻すと、アメリカでの医療へのアクセスは、まず、こうしたプライマリ・ケア医のクリニックだ。簡単な病気ならそこで完結するが、そうでない場合には、受診後、専門医のいる病院を予約し、受診する。私の勤務するブリガム・アンド・ウィメンズ病院も、救急部以外はそうしたプライマリ・ケア医からの紹介で来院する患者が、大半の病院だ。

また、プライマリ・ケア医を受診する以外に、医療に最初にアクセスできるところに、ERとアージェント・ケア（Urgent Care＝中程度以下の病気やケガの処置をおこなえる小型医療施設）がある。

ERのことは、すでにあれこれ説明してきたが、アージェント・ケアは、耳新しいと思う。近年増えてきた。予約をせずに直接行けて、急ぎの診察をしてくれ、便利な医療施設だ。

意識がなくなった、大出血をした、呼吸困難、深刻な外傷などの際は、ERでないと対応できないが、インフルエンザや風邪、軽い骨折、小さいケガや火傷、高熱、嘔吐・下痢などの場合は、対応可能である。私も1年ほど前に、自宅で指に切り傷を負ったとき、初めてアージェント・ケアを利用したが、迅速な手当てに満足した（指の切り傷程度でERに行くと、何時間も待たされる。また、プライマリ・ケア医の予約が1～2カ月先でないと取れないこともよくあるためである）。

さて、アメリカの病院は、救急以外のすべての科に予約が必要なので、その点では面倒だ。利点は、待ち時間が短く（といっても、30分程度待たされることはある）、身体検査、問診から始まる診察がていねいになされること。日本でよく言われるような「2時間待ち、3分診療」は皆無で、たとえば10年以上継続して診ている患者でも、少なくとも15分以上の治療時間が使われる。医師にも「宿直を含め24時間ぶっ続け勤務」のような無茶な働き方も、通常時はありえない。

日本の人にはイメージしにくいかもしれないが、アメリカではそもそもほとんどの場合、医師は病院の従業員ではなく、独立して病院と契約を交《か》わし、働いている。病院という場所と医療機器を借りて、そこに勤務する看護師らスタッフに使わせてもらって患者を診ているという仕組みだ。

さらに、病院内の各科とも病院の直営ではない。日本の百貨店のようなスタイルと言えば、分かってもらえるだろうか。百貨店の中にいくつものブランドショップがテナントとして入っているように、病院の中に各科が独立採算で入り、契約を交わした医師が、そこで患者を診ている。もちろん病院側から、利益を得られていない科に対して「もっと利益を得るように」と発破をかけることはあるが、基本的に病院、各科、各医師の財政は別個のものだ。

非常に複雑だが、利点もある。一人ひとりの医師が、病院の名に安住することなく、選ばれる医師になるため、良い医療を提供しようと努力を惜《お》しまないことだ。

なお、日本にないプロフィット病院（営利病院）というのは、大雑把《おおざっぱ》に言うと株式会社形式の病院といえると思う。中には、M＆Aにより病院数を拡大し、100を超える数の病院を運営している組織もある。高いマネジメント力を持ち、経営難にある中小公立病院などを再生が図られているケースも少なくない。

アメリカの医療保険

日本の人から、「底なしにお金がかかるから、アメリカでは絶対に病気になれない」と何度と聞いたことか分からない。日本の知り合いの中に、ハワイ大学に入学してオリエーテーション中に盲腸になり、その時点でまだ医療保険に入っていなかったために痛み止め薬を飲んですぐさま日本に戻り、成田の病院で手術したという人までいる。

アメリカの医療費は高い。その通りだ。

ご承知の通り、日本の医療制度は社会保険方式で「国民皆保険」と呼ばれている。会社員は社会保険、自営業者は国民健康保険などと国民全員が必ず公的保険に加入しており、支払った保険料を財源に、加入者に医療サービスが提供される方法で成り立っているわけである。保険証を持つことで、全国どこの医療機関でも、一般的には3割の自己負担金で利用できる。日本の人には、たとえば盲腸の手術代は、誰にも同額なのが当たり前だ。

ところが、アメリカにおける公的な医療保険は、65歳以上の高齢者や障害者を対象にした「メディケア（Medicare）」と、低所得者を対象にした「メディケイド（Medicaid）」のみで（メディケアとメディケイドの両方を持つ人もいる）、それ以外はすべて民間の保険である。医療保険会社の数が山のようにあり、それぞれの保険会社が数多くの種類の保険商品を作っている。そのため、医療という「サービス」を受けることの対価は、まったく一律でないのである。

したがって、患者が払う費用は病院によってまちまちとなる。さらに、同じ病院で同じ検査や治療を受けても、あるいは同じ手術で同じ期間入院しても、その人が入っている健康保険によってまちまちである。

例えば、A保険に入っているaさんと、B保険に入っているbさんがD病院で同じ検査をしたとしよう。aさんへの請求額とbさんへの請求額が同額ということはまずない。状況によっては、2倍も3倍も違うことがある。そうした額は、日本のように受診後に病院ですぐに支払うのではなく、後日、請求が届く。その請求書を見て、ようやく支払額が分かる。

一方、C保険に入っているcさんは、aさん・bさんと同じ検査を同じD病院で受けようとすると、「あなたのC保険は使えませんが、それでもいいですか」と問われることもある。C保険がD病院と提携していないからだ。cさんが「全額を自己負担します」と言うなら、病院としては問題なくcさんを受け入れる（これはクリニックでも同じだ）。

提携する保険を決める権利はそれぞれの病院にある。病院にとって利益が薄い民間保険まで提携して、わざわざ煩雑《はんざつ》になる必要は何もないのである。

総じて、掛け金の高い医療保険は利用できる病院が多く、自己負担金も少ない。一般的に掛け金の高い保険に入っているのは大企業で働く人や高所得者が多い。掛け金の低い医療保険は、利用できる病院が少なく、自己負担金が高い。経済の法則に違《たが》わず、医療格差と隣り合わせだ。

治療費の請求額は、病院と保険会社の交渉によって個別に決められる。先の節で、病院で働く医師は、病院の従業員ではなく、独立して病院と契約を交わし、病院という場所と医療機器を借りて、そこに勤務する看護師らスタッフに使わせてもらって患者を診ているという仕組みだと書いたのを、思い出してほしい。

たとえば、e医師が経験や専門性をもとに、患者fさんの診察料を200ドルと設定したとする。fさんが加入している保険会社は、fさんの自己負担になる額以外の額を支出しなければならないので、その額を下げようと交渉する。さらに、輸血、ベッド使用料、薬代など医療行為以外の値段も病院によってまちまちであるため、これにも交渉が必要となる。

想定外の高額の請求——たとえば、救急車で運ばれた先が、その人の保険の適応外の病院だった場合（主にプロフィット病院）、3000ドル、5000ドルといった途方《とほう》もない額の請求を受けるケースなどが「びっくり請求」と呼ばれ、社会問題化してきている。

メディケアとメディケイドは2009年に、オバマ大統領が医療改革の一つとして発案した。これと連動して、国民全員がいずれかの保険に入り「国民皆保険」を目指していく構想を打ち立てたが、構想どおりに進むほど、この国は一筋縄でなかったということだと思う。ただし、私の住むマサチューセッツ州では2006年に皆保険にはなっている。

世界中どの国の医療であってもパーフェクトは存在しないと思うが、こうしてアメリカの医療制度と保険制度を見てくると、日本の医療の良さが浮かび上がる。それは、アクセスしやすく、「広く、平等に、低価格で」が浸透していることだと思う。

ER救急

次に、アメリカのER型救急について。

コロナ禍以前、私の働くボストンのブリガム・アンド・ウィメンズ病院の救急救命室に来る患者は、年間7万~8万人ほどだった。1日平均190人~220人ほど。1時間に換算すると8~9人ほどだ。

救急車5台が同時に到着することも珍しくないと第1章に書いたが、「今、空《あ》きがありません」と断わることはまずない。病院自体がテロに遭っているとき、火事のときなど以外は、いつ何時《なんどき》も救急車の受け入れにすべて応じるうえ、家族の車で来たり、歩いて来たりする患者にもすべて応じる。

通常、まず患者が救急に到着すると、受診番号があてがわれ、保険証や身分証明書を元に患者登録がなされる。同時並行で、看護師によりトリアージ（重症度判定）が行われる。来院理由を聞き、血圧や体重などを測り、病歴や手術歴、アレルギーの有無を書き留める。そういった情報を総合し、最重症から軽症まで重症度によって振り分けるのだ。

このトリアージによって、すぐに医師に診察される患者さんと、待合室で順番が来るのを待つ患者さんに分かれる。たとえば、重症の患者さんが続いているときに、捻挫《ねんざ》した人が来て、待ち時間が8時間に及ぶこともある。同じ重症度と判断された患者さんたちは、先着順となる。

救急医の働き方は、一人の患者を診終わってからまた一人の患者さんを診るというのではなく、同時に何人も受け持つ。たとえば一人に血液検査をオーダーしたら、結果が出るまでの間に一人、二人と次々に診ていくといった具合だ。

繰り返し書くが、救急医もまた病院の従業員ではなく、独立して病院と契約を交わし、病院という場所を借りて、そこに勤務する看護師らスタッフに場所や機器を使わせてもらって患者を診ているという仕組みだ。

さらに複雑だと思われるだろうが、私たち研究医は国やさまざまな財団から研究費を取得する。都市部のトップクラスの病院だと、その研究費の75%に当たる額（都市部以外の病院だと75%より低く、地方の田舎町なら25%のケースもある）が、研究をする場所を確保するためという名目で、働く病院に国や財団から別途振り込まれ、病院の収入になっている。

救急に来る患者の緊急度はさまざまで、大けが、心筋梗塞、脳卒中など命の危険にさらされている患者から、「妊娠したかどうか調べてほしい」「ただ道端で泥酔していた」などの患者もいる。「ワシントンD.C.サウスウエスト地区」「ニューヨーク クイーンズ区」の節に書いたような、非常に貧困な黒人やヒスパニックらの患者も、やはりここボストンにもいる。

そのような中で身に染みて分かったのが、アメリカの医療システムで「救急受診以外に医療を受けることができない患者」が、数多くいることだ。

マサチューセッツ州は皆保険制度が布《し》かれ、低所得者にはメディケイドがあるが、そこからこぼれている人もいる。

何度も喘息の発作で救急に来院している不法移民の20代の女性もそうで、彼女はどういうシステムで医療を受けて良いのかが分からず、何度も喘息の発作で救急に来ている。緊急の処置をし、後日、内科を受診するように案内するのだが、彼女にとってそのハードルは高く、具合が悪くなってから救急を繰り返し受診するという悪循環から脱出することができないでいる。あるいは、メディケイドを持っていても、病院へのアクセスが理解できない社会的環境（経済面、精神面、教育面）の人たちも少なくない。

2020年は、そんな中でのコロナ禍だったのである。

コロナ禍のバイタルトーク

最後に、「バイタルトーク（Vital Talk）」を紹介したい。

医師が患者とのコミュニケーション技術を高める対話技法のことで、終末期医療研究において、私が重点を置いていることの一つだ。

友人が、キャンビア健康財団（Cambia Health Foundation）から研究費を得て、バイタルトークを救急医療者用に作り変える作業を始めたので、それに便乗させてもらったのがきつかけで、今はブリガム・アンド・ウィメンズ病院の研修医やフェローに指導するばかりか、米国救急学会などで教える側に回っている。

医師が、重症患者やその家族に悪い知らせを伝えたり、回復の見込みが少ないことなどを話したりしなければならないとき、患者らに情報を正しく理解してもらうと共に、悲しみや絶望、怒りを受け止めて対話するにはどうしたらよいか。

バイタルトークは、そうした難題に答える技法なのだが、このたびのコロナ禍に新型コロナウイルスに対応した内容が、創始者のアントニー・バック氏（ワシントン大学）らが作成して追加され、私は日米在住の5人の日本人医師と一緒に和訳した。

その中から、〈カウンセリング＝励ましが必要なとき、感情が高ぶっているとき〉など四つのシーンの対話例をここに記すので、「もしも自分が患者なら」「もし自分に親しい人が患者ならば」と思って、読んでみてほしい。

〈カウンセリング＝励ましが必要なとき、感情が高ぶっているとき〉

患者「怖いです」

医療者「これは大変な状況ですから、怖《こわ》いと感じて当然だと思います。もう少しそのお気持ちについて、詳しく話していただけますか」

患　者「少しでもいいので、希望がほしいのです」

医療者「どんなことを望んでおられるのか教えていただけますか。もっとあなたのことを理解したいのです」

患　者「あなたは何もできないのではないですか！」

医療者「不満に思うのもわかります。私の力の及ぶ範囲で、状況を改善するためにお手伝いしたいと考えています。どのようにお手伝いができるでしょうか」

患　者「あなたの上司と話がしたいのですが」

医療者「何か不満がおありなんですね。私の上司にできるだけ早く来てくれるように頼みます。ただ、彼（彼女）は今、たくさんの仕事をやりくりしていることをどうかご理解ください」

患　者「私は周りの人にお別れを言っておいたほうがいいのでしょうか」

医療者「その必要はないと私たちも言いたいのですが、その一方で、あなたに残された時間が本当に短いかもしれないと心配しています。あなたが一番心配していることは何か教えていただけますか」

〈入院を避けたいと思っている人に対して〉

患　者「私はこの新しいウイルスのことがとても心配です。どうしたらよいのでしょうか」

医療者「ご心配されるのは当然のことだと思います。あなたにできることをお話ししますね。まず他人と接触する機会をできるだけ減らすようにしてください。これを『社会的隔離』といいます。また、もしも具合が非常に悪くなってしまった時に、あなたの代わりにあなたの希望を医療者に対して代弁してくれる人を選んでおきましょう。そのような人を代理人と呼びます。そしてもしも、病院へ行って機械につながれたまま死んだりすることが嫌だと思われるのであれば、そのことを私たちや代理人にあらかじめ伝えておくことが大切です」

患　者「私は機械につながれた植物状態で死んでいくことは避けたいと思っています」

医療者「あなたのお考え、確かに聞き入れました。そこで、こうするのはどうでしょうか。

今までと同じように私たちがあなたのケアに当たります。そして、もちろん一番いいのは、あなたがこのウイルスにかからずにすむことです。ただ感染予防策をしているにもかかわらず、もしもウイルス感染してしまったとしても、あなたはここに留まることができますし、私たちが苦痛を取り除くようにします」

〈入院＝入院や、集中治療室への入室が必要な場合〉

患　者「それはつまり、私は新型コロナウイルスにかかっているということですか？」

医療者「診断のためには鼻の奥をこする検査をして、結果を待つ必要があります。結果を待っている間に多くの方はストレスを感じますから、気を紛らわせることをして過ごすのがいいと思います」

患　者「私はだいぶ状態が悪いんでしょうか」

医療者「今まで得られたデータと診察を元に判断すると、入院を要するような状態であると判断されます。明日になればさらに多くのことが分かるでしょうから、また分かりましたらお伝えしていくようにしますね」

患者家族「祖父は生きて退院することができるんでしょうか」

医療者「心配なお気持ちは分かります。今の時点で言えることは、おじいさまは90歳とご高齢ですし、多くのその他の病気を抱えていますから、入院中にお亡くなりになる可能性があるということです。ただ、確実なことを言うのはもちろん時期尚早ではあるのですが」

患　者「誰も私のことを見舞いに来ることができないって、言うんですか」

医療者「誰も見舞いに来ることができないことで、非常に心細い気持ちになることはわかります。しかし、このウイルスの感染を広げてしまう恐れが強いため、誰からの見舞いも許可することができないんです。それに、逆に病院に来ることによって、その人たちのことも危険にさらすことになってしまうのです。このような状況になってしまって、私たちも非常に残念に思っていることはご理解ください。もちろん電話でよければ使っていただけます。実際に会うことと異なることは十分に分かりますが」

患　者「見舞いのために来たのに、中に入ることができないなんて、どういうことですか」

医療者「大変申し訳ないのですが、ウイルスの感染拡大防止のために、誰のお見舞いも許可することができない状況なんです。代わりに、電子機器を通じて連絡を取れるように、お手伝いすることはできます。お見舞いはとても大事なことだとわかるので、こちらといたしましても許可したいのはやまやまなのです。しかし残念ですが、現時点では禁止になっているのです」

〈決定＝状況が思わしくないときに、治療のゴール・心肺蘇生に関して話し合う〉

患　者「できることは全てしてほしい。生きていたいのです」

医療者「私たちができることはすべてしています。しかし、厳しい状況であることも事実です。そこで、少し一歩下がって、あなたのことについてもう少し教えていただけませんか。より良い治療を提供するために、あなたについて知っておくべきことが何かありますか」

患者家族「私の夫（妻）はこのような治療を望んでいるとは思えません」

医療者「そうなんですね。それでは逆に、彼（彼女）がどのような治療を望むであろうか、ということを一緒に考えてみませんか。彼（彼女）が人生で最も大切に思っていたことは何か、教えてもらえますか。人生に意義を与える、最も大切なことはどんなことでしたか」

患　者「私は植物状態や、機械につながれた状態にはなりたくありません」

医療者「お話しくださってありがとうございます。あなたのお考えを知ることはとても大切だと思っています。そこで、どういう意味でそのようにおっしゃるのか、もう少し詳しく教えてもらえますか」

患者家族「私の夫（妻）がどんなことを望んでいるのか、私は分かりません……。そのような話をしたことがありませんでした」

医療者「知っておいていただきたいのは、多くの方があなたと同じような状況に陥るということです。そうです。たしかにこれは難しい状況です。正直に申し上げて、今の彼（彼女）の状況を踏まえると、人工呼吸器の装着や心肺蘇生を行ったとしても、回復する見込みは少ないと思われます。それは、私たちに非常に不利な戦いだということなんです。

彼（彼女）はこれ以上あまり生きることができないということを受け入れて、静かにお亡くなりになるようにすることをお勧めします。とても聞くのが辛いお話だと思います。どう思われますか」

日本とアメリカでは、医療の現場で異なることが多いが、国・人種・民族を超えて、患者も医師も等しく「人」であることに変わりはない。新型コロナウイルス感染への不安、「生」への願望、死に対しての恐怖が渦巻《うずま》くなかで、良いコミュニケーションを求めたいということは属性をまったく問わないと思う。

詳しくは、フェイスブックに「バイタルトーク日本版」の名前でロールプレイングのビデオも上がっているので、ご覧いただきたい。患者と医療者の対話に限らず、これは家族など親しい人がとりわけコロナ禍で辛い立場にあるとき、思いやりや尊重の念を持って接するために、誰にも役立つと思う。

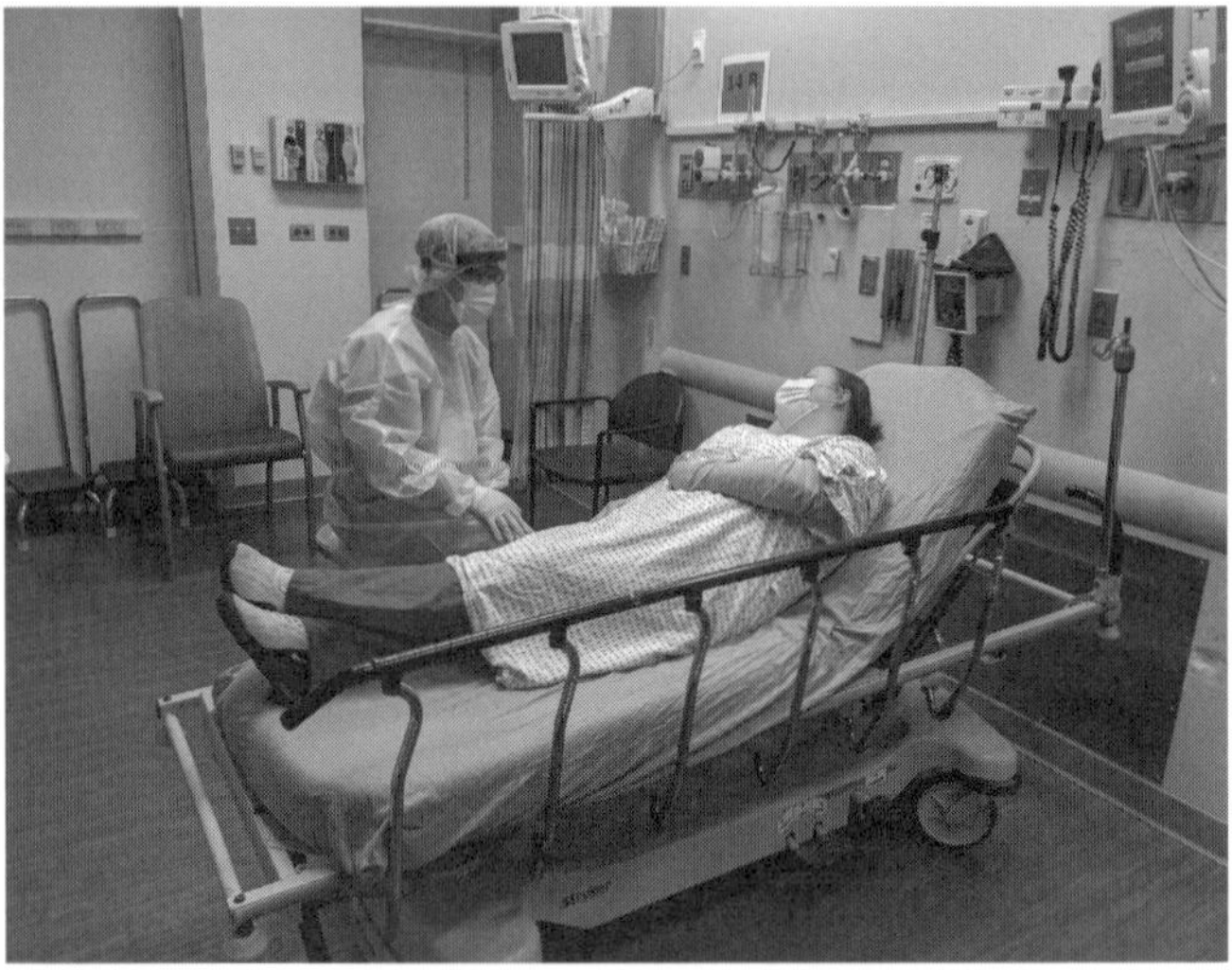

常に感染リスクが伴う処置室。防護服は8時間シフトで25～30回着替えた

あとがき

２０２０年11月、世界はまだ緊急事態のさなかだ。

1月中旬にたった一人だけだった新型コロナウイルスによる死者が、わずか10カ月で120万人に達しようとしている。8月の段階での死者は90万人だったが、北半球が冬に向かってからの感染が急拡大してきている、真っ只中である。

中国・武漢市の41人から始まった感染者数のカウントは、すでに全世界で４５００万人を超えた。

ここアメリカでは、直近の新規感染者が1日あたり7万〜8万人ペースで増えており、感染拡大が勢いを増している。10月末の段階で、感染者９０４万人、死者23万人となり、世界一のワースト記録を更新してしまった。

ヨーロッパでも、10月に入って新規感染者の過去最多を記録している。

フランスでは、10月25日に新規感染者数が5万２０００人に達し、4日連続で過去最多を更新。30日から全国一律で通勤などを除く外出が制限された。

イタリアでも同じく10月25日に新規感染者が初めて2万人を超え、コンテ首相は同日、映画館や劇場、スポーツジムの閉鎖に踏み切った。

米ジョンズ・ホプキンズ大学の集計によれば、10月23日の1日だけで全世界の新規感染者数は約50万6000人で、1日としては過去最多だったという。

日本ではどうか。10月29日、1日の感染者数が2カ月ぶりに800人を超え、感染者数がついに10万人を超えた。累計死者数は1755人。

WHO（世界保健機関）の緊急対応責任者マイク・ライアン氏が、10月4日時点で、「これまでに世界人口の約1割が新型コロナウイルスに感染した可能性がある」との推計を明らかにした。世界の人口は約77億人なので、約7億7000万人がすでに感染した計算だ。

数字をいくら列挙しても、一人ひとりの感染の恐怖は見えてこないかもしれない。いわんや、感染死は想像できないのではないだろうか。

「致死率はインフルエンザより低いんだから、騒ぎすぎでしょ」

といった声を聞くと、ため息をつく。

「私はそうは思わない」

と言う。そのタイプの人は聞く耳を持たないだろうから、それ以上は言わない。実際に自分または家族が感染し、怖い体験をしていないために、コロナは他人事だと解釈しているのだろうが、そういった人たちが感染を広げていると、やるせない思いになる。

各国政府機関の発表を総合すると、現在のところ回復率は67・7パーセントだ。感染した人の致死率は、世界的に減少傾向にあることも確かだ。

しかし、思いを馳《は》せてみてほしい。120万人の死のすべてが圧倒的孤独のなかにあったことを。

死んでいく人一人ひとりに、死に際してそれぞれの思いがあるだろう。また、間近に見送る近しい人たちにもいろいろな思いがあるだろう。ところが、新型コロナ感染症で亡くなるときには、誰もがたった一人だ。

家族も友人も立ち会えない。誰にも看取られず、急激な病状変化の末に、たった一人で息を引き取る。

ICUには家族も入れない。それればかりか、病院そのものが立ち入り禁止の時期も短くなかった。感染拡大を防ぐためには致し方ない。分かっている。しかし、なんと残酷な疾病だろうと、私は何度も何度も頭を抱えた。

感染死120万人は、親しい家族、友人に声をかけてもらえず、最期の言葉を聞いてもらえずに亡くなっていった一人ひとりの死の累積だ。

死期が迫った80代の男性に、「お子さんがあなたを思い、偲ぶときに、この画像を見るでしょう」と、スマホのビデオアプリを差し出した。彼が、「私の人生で最高の日は、君たち一人ひとりが生まれた日だよ。とても愛しているよ。本当に、とても」と、最後の力を振り絞ってこう口にしたことを、私は生涯忘れない。

このあとがきを書いている前日も88歳の男性に挿管した。彼も挿管前にｉｐａｄで息子さんに「ありがとう。あなたの父親で、よかった」と別れの挨拶をした。

パンデミックに襲われて以来、世界中の人々の仕事は真っ二つに分かれてしまったように思う。リモートで出来る仕事と、現場に立たなければならない仕事。

デスクワークは、通信機器の助けを借りれば出来るだろう。何かを教えたり、学んだりすることも、ある程度は遠隔操作で出来ているだろう。

しかし、現場に立たなければ出来ないエッセンシャルな仕事がある。人の命に関わる仕事もそうだ。交通機関の運転手も、介護職員もその中に入るだろう。もちろん医療従事者も、だ。

みな、感染の危険に晒《さら》されながら、「やらなければならない」という使命感に支えられて、立ち向かってきたのだと思う。

本書には、医師として感染拡大の渦中にいて、自分自身が感染する恐怖に怯《おび》える日々でもあったことも記した。編集の水無瀬尚さんがつけた『医療現場は地獄の戦場だった』は、まったくそのとおりだ。本書を上梓する機会を与えてくれた水無瀬さん、オンライン・インタビューをしてくれた叔母の井上理津子氏に謝意を表したい。また、コロナ禍を共に働いてきたブリガム・アンド・ウィメンズ病院救急部の全スタッフ、支えてくれた妻と子ども達にも感謝したい。

なお、次に私の経験を漫画で表現してくれるパートナーを探している。外見は日本人そのものだが、日本では多くの人に「日本語が上手な外国人」と思われ、アメリカでは「アジア人扱い」される。そんな私のアメリカの救急医としての日常が漫画化されると面白く、いろいろな問題提起もできると思う。

さて、新型コロナウイルスによる孤独な死者がいなくなるのは、いつになるのだろう。どれほどの長寿者であれ、だれにでも、いつか必ずこの世を去るときがくる。その死が安らかなものになるのは、このパンデミックが去ってからなのであろうか。

その日よ、早く来たれ、と願う。

私たちは現場で必死で闘っているが、医療者のできることは限りがある。すべての国の医療体制が、人種、民族、貧富に関わらず平等にコロナ禍から生き残れる方向に進むことを願ってやまない。

2020年11月

大内 啓

著者略歴

大内啓（おおうち・けい）

ハーバード・メディカル・スクール助教授。ブリガム・アンド・ウィメンズ病院救急部指導医。コロナ禍、ERの最前線に立った。1978年大阪市生まれ。12歳で渡米し、2009年ジョージタウン大学医学部卒業。ニューヨークのロングアイランド・ジューイッシュ・メディカル・センターで救急医学科／内科の二重専門医認定レジデンシー（全米で年23人限定）を2014年に修了。その後、ブリガム・アンド・ウィメンズ病院の医療政策研究（2016年）とダナ・ファーバー癌研究所の精神腫瘍学および緩和医療研究フェロー（2018年）を経て、現職。2016年、ハーバード大学公衆衛生大学院修了。ポールB・ビーソン老化研究キャリア開発新興リーダー賞（アメリカ国立緩和研究所）などを受賞。

井上理津子（いのうえ・りつこ）

ノンフィクションライター。奈良市生まれ。葬送、色街、戦後民衆史などをテーマに執筆。『葬送の仕事師たち』『さいごの色街飛田』（以上、新潮社）、『いまどきの納骨堂 変わりゆく供養とお墓のカタチ』（小学館）、『親を送る』（集英社）、『絶滅危惧　個人商店』（筑摩書房）、『すごい古書店 変な図書館』（祥伝社新書）など著書多数。

医療現場は地獄の戦場だった！

2020年12月1日　第1版発行

著　者　大内 啓　井上 理津子

発行人　唐津 隆

発行所　株式会社ビジネス社

〒162-0805　東京都新宿区矢来町114番地　神楽坂高橋ビル5階

電話　03(5227)1602（代表）

FAX　03(5227)1603

http://www.business-sha.co.jp

印刷・製本　株式会社光邦

カバーデザイン　大谷昌稔

本文組版　茂呂田剛（エムアンドケイ）

営業担当　山口健志

編集担当　水無瀬尚

ISBN978-4-8284-2237-4